Trouve

CW01510794

Dr Arnaud Cocaul

MAIGRIR

Trouvez votre poids idéal

• MARABOUT •

Sommaire

INTRODUCTION

Encore un livre de régime ? Régime rapide, vous allez maigrir en quelques semaines, régime miracle ? Non, certainement pas !

Alors quoi ? Un passeport pour les frustrations, les restrictions, les privations...

Et si l'on abordait les choses différemment ?

Manger est l'un des actes fondateurs de la vie. Il y a encore de la place — heureusement —, en France comme dans la plupart des cultures, pour le plaisir simple de la table, qui entend le partage, l'échange, la convivialité.

Je suis nutritionniste. C'est-à-dire avant tout médecin. Car — il n'est pas inutile de le rappeler — la nutrition est une spécialité de la médecine. Et, depuis dix ans, j'exerce dans ce domaine à la fois dans le secteur hospitalier et avec une clientèle privée.

Pourquoi donc me suis-je décidé à prendre vigoureusement la parole ? Parce que mon expérience thérapeutique, maintenant assez considérable, me met tous les jours devant **des situations, des conduites ou des idées aberrantes.**

Si chaque patient exprime une histoire de vie à travers l'histoire de son poids et de ses fluctuations, la plupart du temps, ce raccourci rend compte de véritables souffrances, trop souvent renforcées par **des régimes aberrants** (je me répète parce qu'il y va de la santé publique), entrepris sous la conduite de soi-disant spécialistes.

Parce que notre société de consommation a engendré l'obligation — particulièrement redoutable pour les femmes — de modeler à tout prix leur corps et leur image. Et parce que, simultanément, les industries agroalimentaires élaborant des produits de plus en plus attractifs, de plus en plus surdimensionnés, de plus en plus salés, de plus en plus sucrés, l'obésité gagne du terrain à toute vitesse.

Je dois lutter contre des idées reçues, contre des habitudes fortement ancrées, contre de faux régimes, de faux gourous. Persuader mes patients de changer de comportement alimentaire. Leur rappeler les règles fondamentales d'une bonne alimentation. Convaincre mes patientes que leur poids idéal n'est pas forcément celui qu'elles croient ou celui qu'elles espèrent...

Dès ma salle d'attente, avant même le long interrogatoire qui va me permettre de poser un diagnostic, je sais souvent à quel type de problème j'ai affaire. Derrière les kilos en surabondance, ou derrière l'obsession des kilos, il y a des femmes et des hommes — et de plus en plus d'enfants et d'adolescents — que le médecin doit savoir écouter. Ma démarche thérapeutique — donc ce livre — procède modestement, d'abord en donnant la parole. C'est pourquoi la nutrition — telle en tout cas que j'entends l'exercer — rentre dans le champ des sciences humaines.

Ce livre aspire à rencontrer le plus large public possible : il dénonce des pratiques dangereuses, il est conçu pour donner au plus vite des indications et des conseils à respecter impérativement si l'on ne veut pas se retrouver au régime « yo-yo ».

Tableaux d'équivalences alimentaires, illustrations clarifiant les notions fondamentales (calories, glucides, protéines...), explications simples mais scientifiques, tour d'horizon de toutes les techniques actuelles d'amaigrissement, y compris chirurgicales, vous trouverez tous ici une marche à suivre, précise et globale à la fois.

Dr Arnaud Cocaul

Première partie

UNE APPROCHE GLOBALE

1

LA SALLE D'ATTENTE

Quelques kilos en trop obsédants

Cette jeune femme a la trentaine, des vêtements amples et sombres, certainement pour masquer quelques kilos superflus. Quatre, cinq peut-être, pas plus, mais, pour elle, ce doit être la fin du monde. Elle semble nerveuse, mâche son chewing-gum avec rage. Je la classe dans la catégorie de ces femmes surnommées, un temps, « les superwomen », celles qui font trois journées en une. Elles travaillent, s'occupent des enfants, font les courses, préparent les repas et, à force de stress, craquent, grignotent. Elles dévorent aussi les articles des magazines pour savoir « comment perdre trois kilos en une semaine » ou « que faire pour rentrer dans son maillot de bain ». Quelques jours de « sagesse », et elles craquent de nouveau.

Si cette jeune femme consulte, c'est certainement parce que, seule, elle n'arrive pas à se débarrasser de ces quelques kilos qui l'obsèdent.

Je vais l'aider. En tant que médecin, je dois soutenir le patient, quelle que soit sa demande. On peut être aussi malheureux avec trois kilos de trop qu'avec quarante. Je vois des femmes en total désarroi, parce qu'un peu trop enrobées, alors qu'elles entrent tout à fait dans la zone de « normalité ». J'en vois, avec vingt à trente kilos en trop, parfaitement sereines. Les conséquences d'une prise de poids sont différentes, qu'elle soit importante ou non, mais la souffrance psychique, elle, peut être identique. Une de mes patientes a pris soixante kilos en six mois, à cause d'une nourriture désordonnée et d'un traitement médical inadéquat.

« À quel moment vous êtes-vous rendu compte que vous grossissiez ? lui ai-je demandé. — Jamais, m'a-t-elle répondu. Je n'ai pas réalisé. » Cette femme a ignoré son poids, elle a été aveugle, six mois durant. Un jour, en se regardant dans une glace, elle s'est « découverte ». « Ce n'est pas moi », s'est-elle dit, stupéfaite. Chaque patient réagit avec son vécu, mais tous les patients ont besoin d'être rassurés.

Un surpoids évident

Cet adolescent n'a manifestement aucune envie d'être là, malgré un surpoids évident. Assis négligemment loin de sa mère, il l'ignore. À l'évidence, il lui en veut. Il lui en veut de tout : qu'elle soit là, qu'elle l'ait arraché à sa console de jeux vidéo ou à ses copains... Il rage contre cette mère qui le force à consulter, alors que son poids ne le préoccupe pas. Il ira dans mon bureau à contrecœur et s'écrasera sur la chaise.

Parfois, des frères et sœurs accompagnent un adolescent trop gros. Leur présence rend la situation plus douloureuse. Il sait que les autres sont là pour lui, il sent qu'il fait problème, qu'il fait « tache ». Il aimerait être transparent. Or, c'est lui qu'on regarde. Il est trop nerveux, ou trop éteint. Il provoque, ou se résigne.

Dans la salle d'attente, commune à plusieurs médecins, deux rangées de chaises se font face. Au milieu, une table couverte de revues, quelques jouets d'enfants et de nombreux porte-dépliants, offrant des informations médicales sur le poids, des propositions de cours de gymnastique et d'aquagym, ainsi que des conférences sur la gestion des troubles du comportement alimentaire, la gestion du stress, l'affirmation de soi. Plusieurs posters colorent les murs blancs. L'un s'adresse aux enfants. Il représente un adorable petit garçon, culotte courte et cheveux roux, qui enseigne les différentes saveurs à un lapin attentif : « Le sucré, lui dit-il, est plein de douceur. L'acide fait faire la grimace et donne des frissons. Le salé donne soif et souligne les autres goûts. L'amer n'est pas toujours agréable, mais tu apprendras à l'apprécier en grandissant. »

Une prise de poids inquiétante

Parfois, je me demande ce qui amène les patients. Cette femme, par exemple. Un certain âge, des cheveux courts, un vêtement élégant, des bijoux discrets, et une silhouette apparemment « normale ». Elle se lève, tout sourires, quand j'appelle son nom.

« Vous me voyez, docteur. J'ai l'air bien comme ça, me dira-t-elle, tout de go, une fois dans mon bureau. Tout à l'heure, dans la salle d'attente, j'ai même pensé que ma place n'était pas forcément ici, mais je prends du poids à toute vitesse : vingt kilos en six mois. Je m'inquiète. Est-ce la ménopause ? Suis-je malade ? » demandera-t-elle. Cette patiente a raison de consulter : à ce rythme, elle risque de basculer rapidement dans l'obésité. Elle est même en situation d'urgence, malgré son apparente « normalité ».

Une consultation à deux

Mais, le plus souvent, l'expérience aidant, à leur apparence et à leur attitude dans la salle d'attente, je devine, à peu près, à quel type de patient j'ai affaire, et de quelle façon va se dérouler la consultation.

La première fois que j'ai vu Marie et sa mère dans la salle d'attente, j'ai perçu, tout de suite, le drame qui se jouait entre elles. La jeune fille, quinze ans environ, devait peser dans les cent kilos. Tout son être était figé. Seules ses mains bougeaient ; elles tiraient inlassablement sur sa longue jupe noire. Marie tentait vainement de cacher des jambes et des chevilles trop fortes. Ses lèvres serrées disaient son repli sur soi et son envie manifeste de silence, mais sa mère n'entendait pas ce besoin. Collée contre sa fille, épaule contre épaule, le dos tourné à l'entrée de la salle d'attente, elle ne cessait de lui parler. À l'appel de leur nom, la mère s'est précipitée. Marie a suivi, m'a effleuré la main, les yeux baissés. Dans mon bureau, elle s'est tue. Sa mère s'est emparée de la parole, s'adressant à moi, puis à elle, comme pour la rassurer... J'ai dû l'interrompre. Scénario classique d'un « couple » mère/fille.

Les visites suivantes, j'ai souhaité voir Marie seule. Indignée, sa mère a refusé, mais elle a accepté, certes avec réticence, que je rencontre son mari. Tous les deux ont été agressifs et sont partis en claquant la porte quand j'ai suggéré une thérapie familiale. Je ne les ai plus jamais revus.

Je reçois régulièrement ces « couples » mère/fille. Bizarrement, c'est par périodes. Aucun pendant des semaines et, brusquement, plusieurs en quelques jours. Est-ce à la suite d'articles dans la presse, d'une émission télévisée évoquant le sujet ? En tout cas, je les redoute, tant la problématique est difficile à résoudre.

Un homme pressé

Cet homme, la cinquantaine, est probablement cadre dans une entreprise. Constamment sous pression, il mène sans doute une lutte constante (et perdue d'avance) contre la montre. Je dois l'accueillir à l'heure, sinon il partira et ne reviendra pas. L'heure, c'est l'heure ! Tant de choses l'attendent...

Il a dénoué son nœud de cravate. Signe qu'il se relâche, qu'il respire un peu. Cette visite, arrachée à son emploi du temps, se révèle un moment de détente, même s'il est là à contrecœur. Il lit un journal ou une revue. En général, cet homme ne parle pas à sa femme, assise à côté de lui. Car sa femme l'accompagne. Classique ! Seul, il ne viendrait pas. Il ne prend pas le temps de s'occuper de sa santé. Chez ce type de couples, c'est généralement l'épouse qui prend l'initiative du rendez-vous, et l'impose. Elle kidnappe littéralement son mari.

Dans mon bureau, ce sera probablement elle qui abattra les cartes. Je sais d'avance que son mari a beaucoup grossi (peut-être a-t-il arrêté de fumer ?), qu'il a de l'hypertension, n'a pas fait de prise de sang depuis des lustres, prend quantité de médicaments. Elle me parlera du stress permanent, des repas d'affaires, de la bedaine qui pointe, de l'absence de sport, de l'âge... « Occupez-vous de mon mari, docteur. Je trouve qu'il ne va pas bien. Je suis inquiète. Vous savez, les maladies cardio-vasculaires... » Plus tard, le mari me livrera certainement quelques confidences qui me confirmeront qu'il faut agir vite.

Ce type de patients est difficile à manœuvrer. Malgré son apparente distance, ce quinquagénaire a besoin de réconfort. Je dois adopter une attitude légèrement paternaliste, mais, en même temps, il est rebelle. Il veut vite savoir où il va. Je dois lui répondre rapidement, et faire en sorte que notre rendez-vous suivant soit proche. La secrétaire s'adaptera à son emploi du temps, et non au mien. Je m'appliquerai à lui faire perdre quelques kilos, mais, surtout, à stabiliser ses paramètres biologiques. Si la consultation se passe bien, elle sera un carrefour dans sa vie. Elle débouchera sur une prise en charge efficace.

Une obésité installée

Des familles entières de personnes obèses viennent consulter. Et, quand une famille d'obèses est dans la salle d'attente, elle capte l'attention. Les autres patients la regardent souvent avec étonnement.

Je pense à l'une d'entre elles : le père, la mère, les deux fils et la grand-mère paternelle. Le père était le plus lourd : cent soixante kilos — mais tous étaient impressionnants. Ils se taisaient, semblaient perdus. Visiblement, ils étaient de ces gens simples, « humbles », qui savent ce que travailler dur signifie, qui connaissent la valeur des choses.

À l'appel de leur nom, le père a ouvert le bal, il s'est avancé en premier. Les fils et la grand-mère ont suivi. La mère est venue en dernier, clairement en retrait. Dans ces familles, c'est presque toujours la mère qui pousse à la consultation. Là, fait rare, c'était le père. Plus tard, je m'apercevrai que sa femme n'avait pas prévu de rendez-vous pour elle. Cela ne m'a pas étonné. Il est fréquent, dans les familles d'obèses, qu'un membre de la famille « s'oublie » volontairement ; c'est en général le père, même s'il a de graves soucis de santé — du cholestérol, un dia-bète naissant, donc un gros risque cardio-vasculaire.

À plusieurs reprises, j'ai proposé une prise en charge familiale. La mère était-elle d'accord ? Sa réponse ne variait pas : « Occupez-vous des autres, docteur. Je sais que j'en ai besoin, mais on verra plus tard. »

Parfois, de puissants ronflements m'accueillent. On s'endort facilement quand on est trop gros : 40 % des grands obèses présentent des signes d'apnée. Un jour, l'un de mes patients était carrément écroulé par terre. Certains obèses sont tellement ensommeillés qu'ils répondent d'une voix pâteuse à l'appel de leur nom. Les obèses massifs mettent beaucoup de temps à réagir, ils se lèvent lentement, traînant leur gros corps malhabile. On les sent épuisés, au bout du rouleau, et si malheureux.

Ou alors, j'entends des rires. De toutes jeunes femmes, en surpoids, viennent en bande de trois, quatre, cinq... sou-vent habillées en jogging — le vêtement typique des jeunes filles trop grosses, des jeunes filles qui ne s'aiment pas. Elles parlent un peu trop fort, rient un peu trop aigu, pour donner une image de rigolade, de camaraderie, et masquer leur désarroi. Le groupe les rend plus solides qu'elles ne le sont en réalité. *A contrario*, celles qui viennent seules ont tendance à se terrer dans un coin, le plus près ou le plus loin possible de la porte. Ah, si elles pouvaient être transparentes ! Elles ont honte de leur corps, de leur lour-deur, de leurs vêtements informes et ternes.

Il y a aussi des gens négligés jusqu'au complet laisser-aller : cheveux et vêtements sales, qu'ils traînent manifes-tement depuis longtemps. Ceux qui en ont conscience essaient de se faire « petits ». Ils sont assis, ramassés sur eux-mêmes, comme pour prendre moins de place. Ils n'osent pas regarder leurs voisins. Certains, en revanche, sont négligés depuis si longtemps qu'ils ne s'en rendent même plus compte. Quelques-uns sentent mauvais. Les grands obèses ont des difficultés à faire leur toilette correctement.

Le besoin d'être écouté et considéré

« Faites-moi maigrir, docteur. Aidez-moi. Vous êtes mon dernier espoir » : beaucoup lâchent cette phrase d'emblée. Et nous courons alors le risque qu'ils me surinvestissent d'une toute-puissance. Quand on les appelle « monsieur, madame », qu'on les aide à se lever de leur chaise, à marcher, s'ils ont des cannes, qu'on leur serre la main avec chaleur, leur regard témoigne de leur reconnaissance. Tous ont tellement besoin d'écoute, de respect, de considération.

Je vois peu de jeunes filles trop maigres. Quand les anorexiques consultent (c'est rare), elles s'adressent plus volontiers aux services hospitaliers spécialisés. 95 % des anorexiques sont des jeunes filles, et essentiellement des jeunes filles de familles aisées. Chez les gens démunis, la priorité est de manger pour vivre, voire survivre.

La plupart du temps, ces adolescentes viennent seules. Elles sont dans la maîtrise et la toute-puissance. Bavardes et décontractées, elles m'annoncent qu'elles consultent parce que leur entourage a tellement insisté qu'elles ont « craqué », mais, vraiment, elles se demandent pourquoi elles sont là. « Je vais bien, docteur », disent-elles, persuadées que je ne leur « trouverai » rien. Elles se pensent en bonne santé, se trouvent même trop grosses, ne voient pas leurs os qui saillent. Plus leur corps est décharné, plus elles se trouvent jolies. Plus elles sont dans la maîtrise de leur alimentation, plus elles pensent qu'elles vont bien.

Dans la salle d'attente, oui, il y a des gens à problèmes, des gens trop gros, mais, elles, elles n'ont aucun souci. Il y a rarement deux anorexiques le même jour dans la salle d'attente. Cela les renforce dans l'idée qu'elles sont bien dans leur peau et bien dans leur tête.

Certains patients ne réagissent même pas à l'appel de leur nom. Au bout de la troisième, quatrième fois, ils lancent, d'un air surpris : « Ah, c'est moi que vous appelez ? » alors qu'ils ont parfaitement entendu. Est-ce de la timidité, trop de réserve, de honte, une phase dépressive ? Souvent, tout à la fois. Les patients trop forts, généralement, sont inhibés, comme si le poids était une valeur en soi. Je décèle aussi de la crainte chez des gens d'origine modeste. Tout contribue à l'engendrer : certains habitent loin de mon cabinet et se retrouvent dans une grande ville, hors de leurs repères. Ils vont rencontrer une « autorité » médicale, un médecin supposé avoir une plus grande aura que leur médecin habituel qui, lui, ne s'occupe pas forcément de nutrition.

Le surinvestissement est un piège que le médecin doit déjouer. Cela peut aller très loin. Une de mes premières patientes m'attribuait une toute-puissance et, comme je répondais à ses questions, à ses coups de téléphone, que j'étais toujours d'humeur égale et lui témoignais de la bienveillance, elle s'était imaginée que je la préférais aux autres. Elle a cherché à me séduire. Quand j'y ai mis le holà, elle a disparu.

Généralement, dès la première consultation, ce type de patientes dit avoir « tout » essayé. « Tout » ayant échoué, ces femmes ne savent plus quoi faire. À la fin de la consultation, elles annoncent, de façon théâtrale, qu'elles suivront mes conseils, mais qu'« elles feront ce qu'elles pourront ». Au début, tout va bien. Elles maigrissent pour faire plaisir au médecin. Mais dès que le médecin exprime sa satisfaction, elles cessent d'être attentives à leur alimentation pour le mettre en échec. Suit alors une période de rejet complet.

C'est notamment pour réduire la distance entre médecin et patient, pour effacer ce sentiment de différence et d'inégalité, que j'ai abandonné la blouse blanche. Je me suis aperçu qu'elle renforce les peurs et les blocages. Elle contribue à faire monter la pression artérielle et à surévaluer le nombre d'hypertendus. J'ai également éliminé la cravate. Pour des raisons personnelles — je m'y sens engoncé —, mais aussi parce qu'elle symbolise la médecine d'hier, celle du « grand patron » distant, froid, hautain. La médecine d'aujourd'hui se veut plus humaine (elle ne l'est malheureusement pas toujours), davantage à la portée du malade. Ma spécialité touche tous les niveaux socioéconomiques, du plus bas au plus haut, et tous les âges. Une simple cravate risque de me couper d'une certaine partie de la population. Ne serait-ce que des adolescents, pour qui un médecin portant cravate est un « vieux », un « has been ». Ils pensent, *a priori*, qu'il ne les comprendra pas.

La salle d'attente reflète la vie, les drames, les difficultés, les espoirs d'un grand nombre de gens. Elle reflète aussi l'état de la société et son évolution. J'exerce mon métier de nutritionniste depuis dix ans, et j'ai vu bien des changements dans ma clientèle. Les plus marquants sont cette obsession du poids, chez les femmes et les jeunes, de plus en plus caractérisée, et l'augmentation inquiétante du nombre de jeunes patients trop gros.

Près de 40 % de Français sont en surpoids ou en obésité, 650 000 d'entre eux sont devenus obèses en 2 ans. Chaque Français a pris, en moyenne, 1 kg entre 2000 et 2002.

2

LA CONSULTATION

Dès la salle d'attente

La consultation commence dès que j'appelle le patient, en salle d'attente.

J'essaie d'être attentif à tout ce qui se dégage de lui. Déjà, comment se lève-t-il de sa chaise ? Est-il rapide, réticent, craintif, timide ? Dans ce cas-là, je lance souvent une phrase banale, du genre : « Tiens, vous êtes nombreux aujourd'hui » ou : « Tiens, il fait chaud, ici », qui, je l'espère, l'aidera à se décontracter et lui fera sentir que je suis abordable.

Un coup d'œil sur la réaction de bien des adolescents, qui me confirme que la consultation sera difficile. Ils traînent souvent la patte, alors que leur mère souffle, avec impatience : « Alors, tu viens ? Dépêche-toi. » Ils mettent alors d'autant plus de temps à prendre leurs affaires, à enlever les écouteurs de leurs oreilles, et ils avancent lentement, lentement...

À regarder un patient trop gros se lever de sa chaise et marcher péniblement jusqu'à mon bureau, situé à quelques mètres seulement de la salle d'attente, je devine sa pathologie. Il a probablement des problèmes rhumatologiques ou orthopédiques, ou les deux. Il s'essouffle rapidement ? C'est signe de problèmes cardio-respiratoires. Mais les handicaps ne sont pas toujours visibles — d'où des erreurs importantes. Un jour, au seuil de la salle d'attente, j'appelle une patiente encore inconnue. Personne ne bouge. J'appelle de nouveau. Une femme, d'une cinquantaine d'années, se lève lentement, trop à mon goût, vu son apparence dynamique. Je sens que je m'impatiente. Plus tard, elle dévoilera sa pathologie neurologique, et je m'en voudrai de mon mouvement d'humeur.

Rien n'est systématique, bien sûr, mais la façon de serrer une main livre des indices importants.

En général, je tends la main en premier, mais certains patients me prennent de vitesse. Une façon d'affirmer leur démarche et leur détermination. Leur main, généralement ferme, me dit s'ils cherchent à créer un rapport de force, à marquer leur supériorité : « C'est moi qui commande, ce n'est pas vous », ou, à l'inverse, à cacher leur timidité. La main est fuyante ? Le patient vient-il à reculons ? A-t-il peur ? Est-ce moi qui lui fais peur ? En tout cas, il a besoin d'être rassuré. Une main est molle ? Le patient est-il timide, apathique ? La main est moite, tremblotante ? Il faut penser à des investigations biologiques, qui, peut-être, n'ont jamais eu lieu.

Le regard va souvent avec la main. Regard baissé, fuyant, affirmé... Les yeux traduisent tant de choses. Mais, attention, ils peuvent feindre, aussi. Il y a tant de façons de cacher son désarroi.

Je fais toujours entrer le patient le premier dans mon cabinet. Le regarder de dos confirme ce que j'ai vu de face, et m'apporte d'autres éléments, à commencer par la localisation des graisses. De dos, il est plus difficile de masquer les kilos. Je remarque un postérieur imposant, ou une jambe qui traîne un peu, une colonne vertébrale en mauvais état...

Je demande alors au patient de s'asseoir. Le fait-il spontanément ? Dois-je le lui demander plusieurs fois ? S'y prend-il rapidement ou lentement ? La rapidité va souvent de pair avec la détermination. La lenteur peut traduire un malaise, mais aussi le respect. Les personnes âgées attendent généralement que le médecin soit assis pour s'asseoir à leur tour. Quelle chaise le patient va-t-il choisir ? Intéressant ! Celle de droite, qui les met légèrement derrière l'ordinateur ? Une façon de se cacher encore plus... Celle de face ? La mienne ? Ce cas-là, plus rare bien sûr, est à noter : le patient n'a sans doute pas l'habitude de consulter un médecin. À moins qu'il ne soit dans la lune ou qu'il ne rêve d'être médecin ?

Garde-t-il son manteau ? Pose-t-il les coudes sur le bureau ? Tout m'importe. Parfois, les patients ont une lettre de recommandation. Certains me la donnent en fin de consultation. Est-ce parce qu'ils ne veulent pas savoir ? Le courrier est parfois décacheté. Est-ce par curiosité, par impatience ? Le patient engage-t-il la conversation dès la salle d'attente ? Est-ce qu'il se tait ? A-t-il du mal à parler ? Dois-je provoquer les questions-réponses ? Certains patients partent dans tous les sens, d'autres abordent le sujet sans attendre, puis dévient sur leurs autres problèmes. Il faut les recentrer. La consultation ayant une durée limitée, je dois la diriger.

Fixer des limites

Je tiens à maintenir une certaine distance avec le patient, même si j'ai éliminé la blouse blanche, ce signe distinctif de ma fonction de médecin. Une certaine distance est fondamentale dans la pathologie que je traite. Une trop grande prise de poids rend compte d'une pathologie de débordement. Les troubles du comportement alimentaire touchent souvent des gens qui ont une notion du temps inadéquate. Celui qui n'a pas conscience du temps ne prend pas forcément le temps de manger, ou mange trop « longtemps », ou trop « vite », ou trop « souvent ». À la limite, certains ne peuvent pas s'arrêter. Ils accumulent les kilos, débordent de leurs affaires, débordent de partout. À ce jour, le plus gros obèse connu, un Américain, pesait six cent cinquante kilos. L'inflation de la masse grasse est illimitée. Elle est le seul élément de l'organisme qui peut s'expandre jusqu'à plus de 1 000 %. La solidité du cœur est l'unique butoir. Passé un certain poids, le pronostic vital est engagé.

C'est pourquoi il me semble essentiel de fixer des limites aux patients en surpoids. Le bureau instaure, symboliquement, une partie de ces limites.

J'essaie, quant à moi, de ne pas « déborder » dans les horaires. Il m'arrive d'avoir du retard : une consultation, pour une raison ou une autre, aura été plus longue que prévu. Mais, si certaines spécialités médicales, comme la chirurgie ou la cardiologie, génèrent fatalement des retards, la mienne non. Le nutritionniste ne travaille pas en urgence et rencontre peu d'aléas.

Ma ponctualité m'autorise à exiger la même de la part de mes clients. J'accepte cinq minutes de retard, pas plus, quelle qu'en soit la raison. J'explique au patient qu'il me faut du temps pour bien l'écouter. S'il a du retard, je n'obtiendrai pas les informations nécessaires et je serai moins attentif, à cause du patient suivant dont le rendez-vous approche. Lui-même sera d'ailleurs frustré, mécontent de cette visite écourtée.

Le rappel des normes fait partie du rôle éducatif du médecin. Toujours ces limites à ne pas dépasser... Si, moi aussi, je déborde, je rentre dans le jeu du patient, donc je le dessers. Si j'accepte son retard, il se dira, inconsciemment, que j'accepterai des entorses à son régime et d'autres kilos. Il sera moins vigilant sur son comportement alimentaire. Le cadre que je lui fixe le mécontente peut-être, mais il le fait réfléchir sur les raisons de son retard.

Face à cette problématique, les premières consultations, pour certains patients, seront uniquement orientées sur le thème du temps. Les femmes sont davantage concernées, elles qui courent du matin au soir, « débordent » en permanence sur les horaires. Pas seulement chez le médecin. À leur travail, avec tous les problèmes qui en découlent, chez la nourrice qui les houspille. Du coup, elles grappillent quelques minutes quand elles peuvent, sautent des repas, « prennent » sur leur sommeil.

C'est en fixant des limites que l'on débouche sur un travail thérapeutique efficace. Respecter des règles, respecter des horaires permettra, petit à petit, de se restructurer, de réapprivoiser le temps, puis l'alimentation, donc le poids. Le patient quittera sa dynamique de prise de poids et parviendra à gérer, ou du moins à stabiliser, la situation. Exigence ne signifie pas contrainte, ou rigidité, mais règles de bonne conduite. Je dis souvent au patient que je vais lui apprendre à traverser dans un passage clouté. S'il choisit de traverser en dehors, il court plus de risques de se faire écraser. S'il emprunte le passage clouté, je ne lui garantis pas la sécurité intégrale, mais les risques sont moindres.

Hommes et femmes n'ont pas les mêmes attentes

« Qu'est-ce qui vous amène ? » Je pose toujours cette question aux patients.

Les hommes les plus gros appartiennent aux milieux socio-professionnels qui favorisent les horaires décalés et les gros repas (VRP, cadres supérieurs, commerciaux, routiers, hommes politiques...). La plupart suivent la politique de l'autruche, le plus longtemps possible, jusqu'au jour où ils se laissent convaincre par leur épouse ou un médecin. « Ma femme n'arrête pas de me dire de consulter », ou : « C'est mon rhumatologue qui m'a conseillé de m'adresser à vous », ou, plus fréquemment : « Mon cardiologue m'a averti que, si je continuais comme ça, j'allais faire un infarctus ». Ou : « J'ai fait un infarctus, il y a quelques mois, et il faut que je maigrisse. » La peur d'un problème cardiaque est la plus grande qui soit. Quand ils viennent me voir, ces hommes sont inquiets. Le problème est sérieux : une hypertension grave, un taux de triglycérides dangereux, un cholestérol trop élevé, un diabète naissant. Ces motivations en feront des élèves appliqués... pendant un certain temps. Trop souvent, ils reprennent leurs mauvaises habitudes. Ils recommencent à enchaîner les « bonnes bouffes », trop copieuses et trop grasses, à trop manger par rapport à leur dépense énergétique. Ensuite, ils espaceront leur rendez-vous, les reporteront, puis les annuleront. Ils disparaîtront aux yeux du médecin, et réapparaîtront (en poids) aux yeux de l'entourage.

Je regrette d'être si peu consulté par les hommes de quarante à cinquante ans qui, sans être obèses, sont en surcharge pondérale, qui fument, multiplient les repas d'affaires, sont trop sédentaires. Leur surpoids est un symptôme. Pourquoi ne consultent-ils pas plus ? Est-ce de l'insouciance ? « On verra ce qu'on verra, tant que je suis en vie, j'en profite. » De la négligence ? Un sentiment d'immortalité ? La crainte de perdre leur emploi ? Ce dernier cas, oui, est fréquent. « Mais, attendez, quand voulez-vous que je vienne vous voir ? Si je m'arrête, quelqu'un d'autre va prendre ma place, ou on va me virer. »

Et puis les hommes sont moins « courageux » que les femmes. Beaucoup préfèrent ignorer la réalité.

Les femmes, elles, consultent soit pour une surcharge pondérale très importante, soit pour quelques kilos disgracieux. J'entends souvent : « Je viens d'avoir un enfant. Il me reste quelques kilos à perdre et je n'y arrive pas toute seule », ou : « J'aborde la ménopause et j'ai déjà pris trois kilos », ou : « J'ai grossi de dix kilos en un an, et je ne comprends pas pourquoi. Je mange comme avant ».

Certaines prennent ma question à la rigolade : « Ce qui m'amène ? Mais vous le voyez bien, docteur. » D'autres minimisent : « Oh, ce n'est rien, docteur, je veux juste maigrir un peu. » Certaines oublient ce qu'elles ont vu dans la salle d'attente. D'autres reconnaissent : « Effectivement, par rapport aux autres patients, je n'ai pas grand-chose. » C'est un premier pas de percevoir que leur problème n'est pas aussi important que cela, qu'elles doivent, peut-être, le relativiser. D'autres, au contraire, l'accentuent : « Mais, regardez, je ressemble à un hippopotame », alors qu'elles n'ont que quelques kilos superflus. L'évaluation individuelle de la silhouette est, avant tout, subjective. Personne ne connaît les normes du diabète, de la pression artérielle, du cholestérol, alors que chacun a son idée sur le poids idéal répondant aux stéréotypes en vigueur à notre époque.

Je suis toujours frappé par la « timidité » de certaines patientes. La crainte du médecin est encore vivace. Leur demande a beau être licite, elles hésitent à l'affirmer, pensant qu'on va se moquer d'elles, voire les éconduire. Je sais que certaines femmes ne consultent pas, craignant qu'on leur rie au nez, face à leurs « petits » kilos à perdre. Certaines s'excusent : « Je suis désolée, je me suis peut-être trompée d'adresse, mais je ne savais pas où aller, et je pense que vous pouvez m'aider. Je voulais que ce soit un médecin qui s'occupe de moi, pour ne pas faire n'importe quoi. » D'autres se justifient : « Écoutez, je m'occupe de moi pour la première fois de ma vie. Jusqu'à présent, je n'en ai pas eu le temps. »

Dresser un portrait

Pour aider les patients, je dois tout connaître d'eux. Aussi dois-je leur poser une foule de questions sur leur vie professionnelle et privée. Est-ce qu'ils travaillent, et, si oui, quelle est leur profession ? Sont-ils occupés, le jour ou la nuit ? Quel est leur temps de transport, leur moyen de locomotion ? Ces questions semblent parfois indiscrètes et incongrues. « Je ne comprends pas, docteur. Je suis là pour mon poids, pas pour parler de ma vie », m'interrompent des patients, parfois de façon agressive. J'explique que, pour les aider, j'ai besoin de savoir s'ils sont sédentaires ou non, s'ils prennent le temps de manger, de dormir, etc.

Puis je les interroge sur leur comportement alimentaire. Est-ce qu'ils sautent des repas ? Est-ce qu'ils grignotent ? Et, si oui, est-ce du salé ou du sucré ? Est-ce qu'ils mangent vite ? Avec plaisir ou machinalement ? Est-ce qu'ils mâchent correctement ? Question importante : leurs dents sont-elles en bon état ? Il faut, en effet, de bonnes dents pour mâcher correctement. Se lèvent-ils la nuit pour rendre visite au frigidaire ? Mangent-ils en famille, devant la télévision, seuls ? Ont-ils une famille, des enfants ? Aiment-ils cuisiner ? Se servent-ils plusieurs fois du même plat ?

Trop, c'est trop ! Des patients m'interrompent encore, impatients. Ils veulent parler, sans plus attendre, de leur alimentation, à commencer par ce qu'ils ont mangé le matin même au petit déjeuner, puis au déjeuner, souhaitant que j'établisse pour eux, d'emblée, un régime. Je les arrête aussitôt. Sachant depuis un certain temps qu'ils consultaient ce jour-là, leurs derniers repas ont sans doute été parfaitement équilibrés.

Le portrait du patient se dessine peu à peu. Je reconnais le petit mangeur trop sédentaire, le petit mangeur grignoteur et angoissé, le gros mangeur, le compulsif qui se contente de petites quantités — par exemple, de trois ou quatre morceaux de chocolat de temps en temps (à force, cela fait beaucoup) —, le compulsif avide qui craque sur de grosses quantités, l'hyperphage qui ingurgite d'impressionnantes quantités et dépasse ses capacités de satiété, le boulimique qui se fait vomir, le boulimique qui ne se fait pas vomir, etc. Il y a mille et une façons de vivre son rapport à la nourriture.

Je découvre ainsi des troubles alimentaires étonnants et insoupçonnables. Un de mes patients est atteint de mérycisme, depuis toujours : il commence par manger normalement, puis régurgite les aliments qu'il n'a pas digérés, les mâche et les avale de nouveau. Il garde ainsi en permanence le goût des aliments. Un autre est potomane : il mange peu, mais avale du liquide en quantités astronomiques — eau, boissons sucrées, etc. Au bout du compte, il absorbe chaque jour une ration calorique énorme. D'autres encore ne mangent que dans les fast-foods et veulent conserver cette habitude. Certains n'aiment ni les légumes verts, ni le poisson, les yaourts, les crudités et la volaille... bref, n'aiment rien. Ces personnes me mettent en échec. À moins que nous ne parvenions à vaincre leur phobie des aliments nouveaux. L'homme est omnivore, il peut manger de tout. Mais il est dans sa nature de se méfier des aliments nouveaux (néophobie), par peur de leur toxicité. Pourtant, à tout âge, on peut découvrir et accepter de nouveaux aliments.

Je demande aussi aux patients de réfléchir à leur histoire de poids, de tenter de la mettre en parallèle avec les événements importants de leur vie. De quand date leur problème ? Certains se souviennent du jour où « tout » a commencé. Celui de la mort d'un être cher, d'une rupture, d'un licenciement, de l'arrêt du tabac... D'autres ne peuvent préciser, ils ont oublié jusqu'à l'année. Alors, nous cherchons ensemble. Un changement de vie, une naissance, un mariage, un décès, une maladie, un nouveau travail... ? Mais, peut-être, la prise de poids s'est-elle faite régulièrement, doucement, au cours des années ?

Je demande au patient s'il a fait des régimes, et, si oui, lesquels, quand, et qui les a décidés. Lui-même ou quelqu'un d'autre ? Un médecin, un nutritionniste, un diététicien ? On s'étonne parfois : « Mais quelle différence, docteur ? »

Quantité de femmes, à la première consultation, disent avoir essayé tous les régimes, des plus sérieux aux plus délirants (la soupe aux choux, le régime ananas), ainsi que quantité de méthodes (l'acupuncture, la digitothérapie), tel institut, la ceinture qui fait fondre les graisses recommandée à la télévision... Et j'en passe.

Mon « enquête » continue. La consultation est médicale, je ne me borne pas à l'alimentaire. Les patients sont-ils suivis par un médecin ? Prennent-ils des médicaments et lesquels ? Je le constate fréquemment, la prise de médicaments est souvent mal adaptée : trop, ou pas assez. Certains n'ont pas fait de prise de sang depuis trente ans, voire plus. D'autres accumulent les médicaments interdits — amphétamines, médicaments anti-obésité alors qu'ils ne sont pas obèses — ou ingurgitent sans raison des extraits thyroïdiens et des diurétiques. Cela me surprend, chaque fois, mais beaucoup de patients ignorent leur pathologie, ignorent depuis quand ils en sont atteints, à quoi servent les médicaments qu'ils avalent. Certains thérapeutes s'abritent derrière un discours pseudo-médical, compliqué à souhait, afin de mieux emberlificoter le patient qui en conclut qu'il a vu une sommité médicale (ce qui leur est confirmé par le prix excessif de la consultation).

J'interroge les femmes sur leur suivi gynécologique (frottis, mammographie) et leurs antécédents gynéco-obstétricaux : combien ont-elles eu d'enfants, quel était le poids de naissance de ces enfants, combien de kilos ont-elles pris pendant la grossesse ? L'obésité maternelle, pendant la grossesse, expose l'enfant à l'obésité. Ont-elles allaité ? Question importante car l'allaitement, qui puise dans les réserves de

gras, protège les enfants du surpoids. À chaque mère en surpoids important, je demande le carnet de santé de ses enfants,
d'autant plus si son mari est, lui aussi, en surpoids, ainsi
qu'un relevé du poids et de la taille des enfants, tous les six
mois. Le poids de naissance conditionne, éventuellement, une
prise en charge ultérieure. Plus de quatre kilos à la naissance,
c'est, à terme, un risque d'obésité ou de diabète. Les tout-
petits sont généralement suivis par des pédiatres, en cabinet
ou à l'hôpital. Je cherche aussi à savoir s'il n'y a pas un
problème social, psychologique. L'enfant est-il épanoui ? La
famille est-elle épanouie ? Le père est-il présent ?

Je piste tous les antécédents familiaux. « Mais pourquoi
ces questions, docteur ? » Ces éléments, qui font partie de
l'histoire du patient, décident de la prise en charge. L'être
humain est une entité complexe soumise à une multitude
d'interactions. Y a-t-il des cas de surpoids dans la famille ?
Si oui, la prise en charge sera plus difficile. Y a-t-il eu des
cancers dans la famille, et, si oui, lesquels ? Un grand
nombre de cancers sont liés au poids : 60 % des cancers
sont d'origine alimentaire — comme le cancer de l'estomac et du côlon. Plus une patiente est grosse, plus son organisme fabrique des hormones féminines, les œstrogènes. Or,
un trop-plein d'œstrogènes élève le risque de cancers hor-
mono-dépendants (sein, ovaires, utérus).

À mes patients qui doutent des risques cancéreux, je
parle des... Japonais. Au Japon, le cancer le plus répandu
est le cancer de l'estomac. Il a continué à toucher la première génération de Japonais qui a migré aux États-Unis.
La deuxième génération, elle, a été affectée par le cancer
du côlon. Un cancer directement lié aux mœurs alimentaires, à un trop-plein de nourriture et à une alimentation
pauvre en fibres. Les fibres, on les trouve essentiellement
dans les légumes et les fruits. Les Américains en sont peu
friands et une grande partie de la population, trop pauvre,
ne peut s'en offrir.

En fait, le surpoids majore tous les risques : complications médicales, risques opératoires (embolie pulmonaire...),
maladies, telles que phlébite, diabète, hypertension artérielle, arthrose, etc. C'est pourquoi le surpoids justifie souvent une prise en charge multidisciplinaire. J'officie comme

une gare de triage. Je fais un état des lieux, je dis à mes patients où ils en sont et, si besoin est, je les adresse à d'autres confrères : cardiologue, pneumologue, psychologue... Certains médecins veulent régler, seuls, tous les problèmes. C'est impossible. Ceux-là feront maigrir le patient, sans s'occuper des complications que toute prise de poids a pu engendrer.

Le nutritionniste est amené à faire du dépistage, donc de la prévention. Un patient dont l'un des parents a eu un cancer du côlon repart avec une ordonnance pour une coloscopie. Une femme insuffisamment suivie en gynécologie, qu'il y ait eu ou non des cancers du sein dans sa famille, s'en va avec une prescription de mammographie. On m'écoute ou non, mais le message a été envoyé. Il est souvent reçu. Je m'aperçois que les patients dont la famille a été décimée, de façon précoce, par les maladies cardio-vasculaires et/ou par des histoires cancéreuses sont davantage motivés pour maigrir.

Mes patients m'écoutent avec plus d'attention quand je leur commente des travaux et des études récents. Ils sont très sensibles, et même reconnaissants, à toutes les explications et informations que je leur donne. Je les leur livre au fur et à mesure des consultations. Je ne suis pas dans la toute-puissance, mais j'ai une formation et donc des connaissances qui m'aident à faire une synthèse. Encore faut-il que mon discours soit simple, compréhensible, à leur portée. Un médecin peut compliquer son discours, tout autant qu'il peut le rendre recevable. S'il ne fournit pas d'explications, il y a souvent discordance entre ce qu'il dit et ce que le patient comprend. De nombreuses études l'ont confirmé. L'une des dernières, Pégase (Programme éducationnel pour une gestion améliorée des patients à risques cardio-vasculaires élevés), constate que les patients comprennent peu de chose aux propos purement scientifiques du médecin. Dès lors, si l'on met en contact des patients entre eux, ils cernent mieux leur problème — ce qui améliore leur prise en charge. Un patient qui a bien compris la situation fait « passer » plus de choses qu'un médecin parfois trop obscur.

3

L'EXAMEN CLINIQUE

La pesée

Après les questions, vient l'examen clinique.

Premier temps fort : la pesée. De façon quasi systématique, mes patients me disent ne pas être « d'accord » avec la bascule : « Je n'y comprends rien, docteur. Ce matin, je me suis pesé(e), je ne faisais pas ça. » La pesée est si surinvestie que j'essaie de la dédramatiser. Il m'arrive même de « l'oublier ». « Mais, docteur, vous ne me pesez pas ? » s'étonne le patient. Il ne s'étonnerait pas autant si je ne prenais pas sa tension artérielle. J'explique que la pesée me sert simplement de référence. Pour être « scientifique », il faudrait que j'ouvre mon cabinet médical à six heures du matin. Une pesée n'a de valeur que si l'on se pèse, toujours, dans les mêmes conditions : au sortir du lit, après être passé aux toilettes, et en petite tenue. « Ah, oui, c'est vrai. Il est deux heures de l'après-midi, je viens de manger... » Et la pesée est relativisée.

L'indice de masse corporelle

Puis je mesure le patient, non pas pour vérifier des canons esthétiques, mais parce que la taille m'apporte de précieux renseignements, ne serait-ce que sur l'état de la colonne vertébrale (existence, ou non, de tassements vertébraux). Elle permet aussi de calculer l'IMC, l'indice de masse corporelle : rapport « poids sur taille au carré » *(voir p. 33)*. Cette mesure internationale donne le degré de la surcharge pondérale, indique une éventuelle anormalité, dans la maigreur ou le surpoids. L'indice de masse corporelle de la population occidentale varie de 18,5 à 25 en kg/m^2.

La petite histoire raconte que ce sont les assureurs nord-américains qui, les premiers, ont effectué le calcul de l'indice de masse corporelle. Au lendemain de la Seconde Guerre mondiale, ils cherchaient à augmenter les cotisations pour les assurés dont l'espérance de vie était plus courte. L'habitude est restée. Aujourd'hui encore, en cas d'emprunt, les sociétés d'assurances exigent le poids et la taille des candidats, et, en fonction de l'indice de masse corporelle, acceptent le prêt, placent la personne en catégorie à risques, ou... refusent de faire un crédit.

Je m'amuse, parfois, à demander aux patients d'estimer leur taille. J'ai à peu près le compas dans l'œil. Ils se trompent fréquemment, mais rarement autant que cette patiente, d'une cinquantaine d'années, qui m'a lancé, sûre d'elle : « Un mètre soixante-douze. » Elle mesurait... un mètre cinquante-huit. Intéressant ! Cela montrait à quel point elle était ancrée sur une taille et un poids idéalisés. Elle avait une totale méconnaissance de son corps.

Après la taille, je mesure la circonférence abdominale, située à mi-distance entre le nombril et la pointe du sternum. Sa mesure est plus précieuse que le poids. Elle permet d'apprécier la localisation et la répartition des graisses. La région abdominale attire les graisses et les stocke, au fur et à mesure des années. La répartition des graisses détermine la morphologie et retentit sur l'état de santé. Une personne peut être en surpoids, avec un indice de masse corporelle compris entre 25 et 30 (au-delà de 30, c'est l'obésité) mais, selon les cas, il est nécessaire — ou non — qu'elle maigrisse. Avec un tour de taille supérieur à 88 cm chez la femme et à 1 m chez l'homme, maigrir devient impératif. D'autant que, dans ce cas, le poids s'accompagne généralement d'hypertension, de cholestérol et de diabète.

Indice de masse corporelle (IMC)

$$IMC = \frac{\text{poids en kilos}}{\text{taille au carré}}$$

En Occident, la norme est située entre 18,5 et 25 pour l'homme et la femme :

inférieur à 18,5 = maigreur

supérieur à 18,5 et inférieur à 25 = normal

supérieur ou égal à 25 et inférieur à 29,9 = surcharge pondérale

égal ou supérieur à 30 et inférieur à 35 = obésité, stade 1

égal ou supérieur à 35 et inférieur à 40 = obésité, stade 2

égal ou supérieur à 40 = obésité, stade 3

Exemples

60 kg pour 1,50 m : $IMC = \frac{60}{1,50 \times 1,50} = 26,66 =$ surcharge

60 kg pour 1,60 m : $IMC = \frac{60}{1,60 \times 1,60} = 23,44 =$ normal

60 kg pour 1,70 m : $IMC = \frac{60}{1,70 \times 1,70} = 20,76 =$ normal

60 kg pour 1,82 m : $IMC = \frac{60}{1,82 \times 1,82} = 18,11 =$ maigreur

Ces chiffres sont valables de 18 à 70 ans. Avant 18 ans, il faut se référer à des tables de l'INSERM[1], disponibles auprès des services hospitaliers ou des nutritionnistes. Après 70 ans, il n'est pas sûr qu'il soit judicieux de maigrir.

Attention ! Le poids ne traduit pas la répartition de l'eau, de la masse musculaire et de la masse grasse. Vous pouvez être devenu(e) plus gras(se) sans avoir pris un seul kilo : vous avez des

---

1. Institut national de la santé et de la recherche médicale.

kilos de cellules adipeuses en plus. Vous pouvez même avoir maigri, au cas où vous avez perdu des kilos de muscle, si vous n'avez pas fait d'exercice physique ou si vous avez suivi des régimes aberrants, mais aussi parce que vous vieillissez (avec l'âge, on perd sa masse musculaire). Le muscle pèse plus que la graisse.

Le tour de taille

Sa mesure est la meilleure indication de la répartition des graisses.

Se servir d'un mètre de couturière.

Mesurer au niveau du nombril pour une personne non obèse, au-dessus pour une personne obèse.

Si le tour de taille est égal ou supérieur à 88 cm chez la femme et à 1 m chez l'homme, les risques cardio-vasculaires sont plus importants.

Grosso modo, si vous pesez 63 kg et mesurez 1,60 m, vous êtes dans la norme. Si vous pesez 68 kg et mesurez 1,60 m, vous êtes en surcharge pondérale.

Cela dit, je tiens à mettre un bémol. La forme, ou plutôt l'épaisseur, du squelette intervient. Certaines personnes très minces ont un squelette et des os lourds, et certaines personnes très fortes le contraire. Pour avoir une idée de son squelette, on fait le tour de son poignet avec le pouce et l'index. Si les doigts se rejoignent, il est fin. Sinon, il est épais. Dans ce cas, le sujet peut se permettre d'être un peu plus rond (morphotype trapu).

Il n'empêche que la frontière de la surcharge est vite franchie ; c'est pourquoi tout le monde peut être assez rapidement concerné par ce problème.

L'examen clinique se termine par la prise de la pression artérielle, avec un brassard adapté. Il y en a de trois sortes : les brassards pour enfants, les brassards « normaux » pour adultes, et les brassards pour obèses. J'examine aussi la thyroïde, l'état des genoux, des jambes, des vergetures s'il y en a. Je prends les pouls au niveau des pieds et au niveau des carotides, surtout s'il s'agit de diabétiques ou de fumeurs — le tabac bouche les artères. L'examen est terminé. Il est temps de préparer la prochaine consultation.

Je donne alors à remplir au patient un « semainier » alimentaire *(voir p. 74),* composé de feuillets tout préparés, avec plusieurs colonnes correspondant aux jours de la semaine. Il devra y noter l'heure des repas, leur durée et leur contenu. En cas de gros troubles du comportement alimentaire, il indiquera, en plus, ses écarts et grignotages, et les conditions dans lesquelles ils ont eu lieu. Une véritable enquête policière, nécessaire pour traquer les mauvaises habitudes et essayer de les comprendre.

Pour un enfant de moins de sept ans, ce sera à la mère de remplir ce carnet. Plus âgé, l'enfant le rédigera lui-même, en se faisant aider si besoin est. Mais j'insiste fermement auprès des parents pour qu'ils ne condamnent, ni ne critiquent. Si l'enfant se jette sur des bonbons, ils n'ont qu'à lui rappeler simplement qu'il vient d'en manger, ou qu'il va déjeuner dans peu de temps. Histoire de le resituer. À l'enfant, je demande avec insistance de ne pas manger en cachette. C'est l'un des troubles du comportement alimentaire que développe tout enfant critiqué par ses parents ou ridiculisé par ses frères, sœurs ou copains. Il est redoutable. Car comment le traquer ? En présence de ses parents, l'enfant n'avouera jamais ce qu'il fait en cachette, pas plus qu'il ne l'avouera à ses copains. Il a trop honte. « Mais, docteur, nous ne comprenons pas, disent les parents déconcertés. Il mange ce que vous avez prescrit. Parfois même, il ne mange rien à table, il n'a pas faim, et voyez, il grossit toujours. Mais que se passe-t-il ? Ça ne va pas, tout ça. » Deux attitudes alors : soit ils chercheront à culpabiliser le médecin, qui ne répond pas à leurs attentes, soit, ne comprenant pas le problème de leur enfant, ils exerceront une pression de plus en plus forte sur lui.

Juste avant la fin de l'examen clinique, certains patients ne résistent pas à l'envie de me demander : « Docteur, combien je vais perdre avec vous ? » Je leur réponds que je l'ignore, que je n'ai aucun moyen de le savoir. Je leur répondrai plus tard, quand je les connaîtrai un peu mieux.

La consultation est terminée. Elle a duré une demi-heure environ. C'est long et parfois... monotone. Mais patient et médecin ont ainsi appris à se connaître.

L'obésité est une pathologie qui déclenche d'impressionnantes réactions de violence. Je pense à une jeune femme que j'ai reçue à l'hôpital de la Pitié-Salpêtrière. La première consultation a été accompagnée de pleurs et de cris. Celle-ci lui avait révélé des choses importantes et dérangeantes. Déjà culpabilisée par son obésité, la patiente s'est protégée en m'agressant. « Je vous ai dit que je voulais maigrir rapidement. Vous n'écoutez pas ce que je vous demande. Je suis en urgence et vous me dites de revenir dans quinze jours. Je vais continuer de grossir comme une baudruche. Vous n'en avez rien à faire, vous êtes complètement à côté de la plaque... », hurlait-elle.

Face à de telles situations, il n'y a rien d'autre à faire que de garder son calme.

Il y a peu, m'attendait dans la salle d'attente une patiente qui n'était pas inscrite sur le planning. Impossible de la recevoir, j'étais débordé ce jour-là. De plus, je savais qu'avec elle la consultation serait longue, car elle allait mal. Comme elle était au chômage et habitait près du cabinet médical, je lui ai proposé de revenir quelques jours plus tard. Ce fut la crise d'hystérie. Elle a accusé la secrétaire (celle-ci est souvent le déversoir du mécontentement des patients) de ne pas avoir inscrit son rendez-vous et a commencé à la frapper.

J'ai dû raccompagner cette patiente jusqu'à la sortie. Cela a été difficile, elle s'accrochait partout. Une fois dans la rue, elle s'est effondrée en larmes, honteuse de sa conduite. Je l'ai rassurée : ce n'était pas grave, l'incident était clos. Je lui ai dit, de nouveau, que je n'avais pas le temps de la recevoir, ce jour-là ; de toute façon, il était inutile de la voir dans cet état. Elle n'est jamais revenue. La honte, sans doute. Ai-je été maladroit ? Aurais-je dû la recevoir, malgré tout, vu sa détresse morale ? Peut-être. Mais, alors, les autres patients ?

Le médecin doit lui aussi se remettre sans cesse en cause.

4

LES MIROIRS DÉFORMANTS

La minceur à la mode

« On nous Claudia-Shiffer... », chante Alain Souchon, dans *Foule sentimentale*. Cette chanson correspond tout à fait à notre époque. On veut nous uniformiser, nous standardiser, nous transformer tous en Claudia Shiffer. Certes, d'aucuns la trouvent belle, essentiellement parce qu'elle est grande et mince. Mais n'existe-t-il qu'un seul genre de beauté ? Pourquoi sa silhouette doit-elle devenir une référence ?

Une chose est évidente : en Occident, une personne belle et mince est souvent l'objet de plus de considération. Le surpoids est assimilé à la laideur, surtout pour les femmes. Le racisme « anti-gros » les frappe davantage. La société française n'est pas la plus attardée, mais elle n'est pas la plus performante au niveau de l'égalité. Elle n'accable pas les hommes « ronds », elle les accepte même. S'ils grossissent, c'est qu'ils aiment la vie et la bonne chère, qu'ils travaillent trop. Leur petite bedaine attendrit. On ne réalise pas qu'elle est un symptôme. Quand un homme maigrit, on s'interroge, on s'inquiète même. Serait-il malade ?

Chez un homme politique, la rondeur est associée à la tolérance et à la bienveillance, la maigreur au sectarisme.

En revanche, une femme un peu trop forte est taxée de laxiste ; elle ne fait pas attention, elle se laisse aller. Cette image lui est préjudiciable. Plus généralement, une femme mince est jugée plus féminine. C'est un atout précieux dans ses relations professionnelles et sa vie privée. Ce qui est terrible, c'est que, actuellement, quantité de femmes construisent leur image et leur identité à partir de cette fausse « valeur » qu'est la minceur.

Aujourd'hui, les deux tiers des femmes qui ont un poids normal veulent maigrir ! Et les deux tiers des femmes qui devraient maigrir refusent de consulter un médecin.

La pression générale, entretenue par les médias, nous accable. Les journaux féminins font leur plus gros tirage avec leur numéro « Spécial minceur ». On pourrait dire « Spécial maigreur », à voir dans ces mêmes numéros les publicités qui présentent des mannequins anorexiques. D'annuels, ces numéros sont devenus trimestriels. À chaque début de saison, nous y avons droit. Avant l'été, pour rentrer dans notre maillot de bain ; au sortir de l'été, pour mieux aborder l'automne. Et ainsi de suite. Paraissent même des extras : le « Spécial minceur » avant les fêtes de fin d'année, pour être au top les jours de Noël et de la Saint-Sylvestre ; celui après les réveillons, pour perdre les kilos gagnés à cause des gueuletons et aborder sainement l'année qui débute...

Par ailleurs, un « trop gros » n'est guère présentable. Alors que le surpoids explose dans notre société, il n'y a, par exemple, aucun présentateur du vingt heures en surpoids. Quelques amuseurs publics bien en chair apparaissent, de temps en temps, comme Carlos et d'autres, mais si peu. D'ailleurs, ils n'ont pas résisté à la pression sociale. Ils se sont mis au régime. Il n'y avait aucun candidat un peu enrobé dans *Star Academy, Pop Star* ou *Le Loft*. Quand la télévision veut faire une émission avec les gros, c'est pour les ridiculiser. La télévision hollandaise avait imaginé de réunir des participants obèses dans un loft, comme on le ferait avec des rats de laboratoire. Le gagnant était celui qui avait le plus maigri (sa récompense était son poids en lingots) mais, suprême cruauté, on mettait en permanence les participants en présence de tentations multiples et variées. Devant les protestations, l'émission a été supprimée, mais l'idée a été reprise par M6 sous une autre formule. Il s'agit cette fois de soumettre six patients obèses à six types de régimes, et d'apprécier les résultats, notamment grâce aux explications scientifiques d'un expert présent sur le plateau.

Je n'ai pas souvenir d'une star de cinéma bien ronde, excepté dans *Bagdad Café,* le film du réalisateur allemand Percy Adlon. Je me rappelle les nombreux articles de presse qui vantaient le jeu de l'actrice principale, Marianne Sägebrecht, mais ils insistaient aussi beaucoup sur ses formes plantureuses. Comme si donner un rôle principal à une actrice enrobée était incongru. Au cinéma, on préfère la minceur. Les films qui, récemment, ont montré des obèses l'ont fait grâce à des trucages obtenus par ordinateur ou port de latex. Comme Bernard Campan et Didier Bourdon dans *Le Pari,* Gwynneth Paltrow dans *L'Amour extralarge,* ou Eddy Murphy dans *La Famille Foldingue.*

Beaucoup d'actrices se soumettent avec difficulté à cette obligation de minceur. D'ailleurs, nombre d'entre elles, après un tournage, se laissent aller, s'étoffent allègrement et se soumettent à un régime forcené, dès qu'un metteur en scène les sollicite de nouveau. Qui le sait ?

Minces et parfaites... Les jambes de Julia Roberts sont longues et fines, mais pourtant pas assez. Le metteur en scène Gary Marshall a préféré celles d'une doublure, pour son film *Pretty Woman.* La plupart des images des actrices sont recomposées. « J'ai beau être naturellement jolie, mon image a été travaillée sur ordinateur, ma peau n'était pas parfaite », a révélé l'actrice qui interprète Simone, dans le film éponyme. Actrice virtuelle parfaite, qui comble Al Pacino, lequel interprète un metteur en scène. De même, la majorité des photos de magazines sont retouchées : tout est possible désormais avec l'ordinateur. On vit en pleine tromperie.

La mode impose son diktat. Les grands couturiers portent une lourde responsabilité. Paco Rabanne choisissait pour ses défilés des mannequins asexués, anorexiques ou androgynes, sans formes, des « femmes-portemanteaux », selon son expression. Il leur demandait de défiler, visage fermé, yeux baissés, l'air triste. Rien ne devait détourner le regard du vêtement, pas même un sourire, ni le mannequin lui-même. Paco Rabanne refusait la féminité.

On sait les énormes pressions auxquelles sont soumis les mannequins. Elles ont l'obsession de ces mensurations « de rêve ». Passer du trente-quatre au trente-six signifie le chômage.

J'ai eu l'occasion de rencontrer une jeune femme mannequin. On lui avait promis un défilé, contre dix kilos en moins. Toute réjouie, elle avait perdu ces dix kilos, à coups de substituts de repas et de « festins » composés d'une seule pomme. Avant son régime, elle était dans les normes. Quand je l'ai vue, elle n'avait que la peau sur les os. Devenue anorexique, elle ne pouvait plus manger.

Au Brésil, où la pression est si forte que l'on offre aux jeunes filles des séances de chirurgie plastique en guise de cadeau d'anniversaire, les suicides sont nombreux, avant les défilés, parmi les candidates rejetées. Pour une « élue », combien sont mises à l'écart et perturbées ? Être rejetée, c'est être laide.

Yves Saint Laurent est le seul créateur en haute couture à avoir défendu une autre conception du mannequinat. Il s'est opposé, entre autres, à Karl Lagerfeld, styliste de la maison Chanel. Dans le livre que celui-ci a consacré à son régime, il dit avoir visé 60 kg pour 1,80 m, soit un indice de masse corporelle (IMC) de 18,5 (limite de la maigreur), alors que son médecin, dans le même livre, définit la limite basse de la normale à un IMC de 19. Yves Saint Laurent choisissait pour modèles des femmes avec des sourires et des formes, comme Laetitia Casta. Le cas de cette jeune femme est intéressant : très jeune, elle a décidé de ne plus défiler, ou rarement, pour se lancer dans d'autres voies, le cinéma notamment.

La plupart des mannequins souffrent de troubles du comportement alimentaire trop ancrés pour pouvoir espérer une reconversion en dehors des podiums.

Les magasins de prêt-à-porter prennent le relais des couturiers. Dans les boutiques à la mode, destinées aux jeunes filles, les coupes des vêtements vous rappellent qu'il faut être menue. Si vous demandez du quarante, des vendeuses anorexiques, ou qui répondent aux critères de l'anorexie, vous regardent comme si vous étiez un hippopotame, une obèse patentée, vous et vos formes qui sont pourtant si « naturelles ». Elles vous regardent comme si vous viviez dans un autre monde. Pour elles, avoir des seins et des fesses, avoir été enceinte, avoir arrêté de fumer, être angoissé, avoir des soucis, cela n'existe pas.

Il serait temps de tenir compte de la réalité, de fournir une fourchette plus large de tailles, afin d'éviter qu'une cliente qui fait du quarante ou du quarante-deux soit humiliée de ne pas trouver le vêtement de ses rêves, et qu'elle se sente obligée de se lancer dans un régime forcené, donc aberrant et dangereux, pour tenter de perdre ce qu'elle n'a nul besoin de perdre.

Tout le monde s'y met. Supérieurs hiérarchiques, enfants, compagnons... Au travail, la minceur tend à devenir vertu. Elle est assimilée à la rigueur. Quantité de femmes sont victimes de harcèlement (une réalité encore trop sous-estimée), notamment à cause de leur poids. La hiérarchie les agresse : « Vous êtes incapable de faire attention à votre poids, donc vous êtes incapable de faire attention à votre travail. Vous ne pourrez pas répondre à notre attente, remplir la tâche qu'on vous confie. » J'entends cela si souvent. Face à une telle pression, des femmes vont vers le seul espace de liberté qu'il leur reste, l'espace le moins contraignant : la nourriture. Les troubles du comportement alimentaire apparaissent et, avec eux, la fin de leur promotion professionnelle. On les confine à leur poste, malgré les promesses d'avancement qu'on leur a faites, tandis qu'une autre, à compétence égale ou moindre, mais plus mince, donc plus « présentable », montera en grade.

Les fameuses petites formules « Maman, ne viens pas me chercher à la sortie de l'école, tu es trop grosse » ou « Si tu viens, attends-moi un peu plus loin » sont de terribles blessures. Ces phrases « cruelles » servent de puissant électrochoc et provoquent la décision de se prendre en charge ou, *a contrario*, conduisent à un plus grand dérapage. Le regard des enfants est plus impitoyable envers les mères qu'envers les pères. Il est rare qu'un enfant dise à son père : « Tu es trop gros. » Il est vrai que ceux-ci fréquentent moins les sorties d'écoles.

Le nombre de maris et compagnons qui soumettent leur compagne à une pression constante m'étonne toujours. Une pression prétendument amicale... qui n'a rien d'amical. « Dis donc, on dirait que tu as pris des petits bourrelets, ces derniers temps... » ou « Tu te relâches un peu, ces temps-ci, non ? » Si la femme proteste (elle ose rarement), son mari répond que ses petites remarques ne sont pas « méchantes ». Allez dire à votre mari qu'il a des « poignées d'amour » ! Comment réagira-t-il ? En fait, ces réflexions sont dévastatrices. L'obsession du poids risque alors de faire des ravages, elle aussi. Lorsque des patientes abordent le sujet avec leur médecin, généralement au bout de plusieurs consultations, certaines se plaignent d'une de ses conséquences : l'appauvrissement des relations sexuelles de leur couple. Quand ce ne sont pas les médecins eux-mêmes qui font des dégâts.

Une jeune femme de vingt-trois ans m'a consulté pour une obésité franche. Une nourriture trop riche, pendant quelques années, dans la famille de son mari en Italie, l'avait amenée à quatre-vingt-dix kilos. Depuis son retour en France, et en dépit d'une alimentation plus raisonnable, elle ne cessait de grossir. Son mari était lui aussi en surcharge, mais moins que sa femme. Ils étaient heureux, et sexuellement épanouis.

Comme elle souhaitait maigrir, elle avait auparavant consulté un diététicien dont elle avait suivi les conseils « à la lettre ». La perte de poids n'étant pas assez rapide à ses yeux, elle avait pris conseil auprès d'un généraliste qui s'occupait de nutrition. Et tout avait basculé. Ce médecin l'avait soumise à une pression insupportable. « Votre mari n'ose certainement pas vous le dire, mais, un jour, il en aura certainement assez de vous voir si grosse, et s'éloignera de vous. Le seul moyen d'arriver à maigrir est de vous créer des complexes. Habituez-vous à faire l'amour dans le noir, cachez-vous quand votre mari vous demande de vous déshabiller, achetez des vêtements trop petits pour bien constater que vous n'y entrez pas. Seule la honte de votre corps vous motivera à maigrir. » Le résultat ne s'est pas fait attendre : déstabilisée, perturbée, culpabilisée, cette patiente avait perdu un certain goût de vivre, les relations sexuelles du couple s'étaient dégradées et la patiente continuait à grossir !

Du fantasme à la réalité physiologique, il y a beaucoup. Très peu de femmes ont des mensurations de « rêve ». Un rêve dicté par notre société occidentale. Arriver à ces mensurations tourne pourtant à l'obsession. Beaucoup se mettent en tête que cela seul les rendra désirables. Leur image corporelle en est perturbée, elles ne parviennent plus à l'évaluer correctement (on appelle cela « la dysmorphophobie »). Comme si un miroir déformant leur renvoyait une image qui n'est pas la leur. Faire croire à des jeunes filles qu'elles peuvent ressembler à des mannequins filiformes entraîne, presque obligatoirement, des troubles du comportement alimentaire. Au lieu de gérer leur alimentation, elles en perdent le contrôle, elles mangent trop ou pas assez. Elles perdent aussi leur équilibre mental. Toute prise de poids, même minime, renforce leur anxiété, leur culpabilité, leur obsession.

C'est un combat de Don Quichotte, un combat contre les moulins à vent, que d'aller contre sa nature. Laisser les femmes s'affirmer au niveau du poids témoignerait d'une évolution de notre société. Celles qui souhaitent se libérer du diktat de la société et de la mode devraient assumer leur poids, même s'il ne correspond pas aux « normes » imposées. Je me dis toujours que, si les femmes s'écoutaient, beaucoup agiraient autrement.

J'ai suivi, un temps, une patiente qui voulait retrouver son poids de grossesse, soit vingt kilos de plus que d'habitude. « Avec ce poids, je me suis vraiment sentie femme, m'a-t-elle déclaré. Auparavant, j'étais dans un carcan rigide, je me sentais obligée de rester mince. On me disait souvent que le côté androgyne m'allait bien. Enceinte, j'ai compris quels étaient mon vrai trait de caractère et mon vrai désir. » Cette femme voulait retrouver le poids avec lequel elle se sentait bien. Elle avait besoin de conseils pour « grossir » intelligemment. Je l'ai aidée par quelques principes qui ne mettaient pas sa santé en jeu. Faire prendre du poids, en effet, est dangereux. Cela nécessite un régime avec des graisses. Or les graisses se stockent, mais pas forcément là où l'on veut. Ma patiente a pris quelques kilos, mais pas autant qu'elle le souhaitait.

Dans les civilisations anciennes, la majorité des femmes avait des formes. L'androgynie était signe de déclin. À regarder les tableaux des siècles passés, les femmes étaient bien en chair. Celles que Renoir et Rubens ont aimées, au point d'en faire leurs modèles, et qui étaient considérées comme des beautés, étaient plantureuses. Elles ne sont pas pour autant des références. J'espère, simplement, que reviendra l'époque où l'on acceptait la nature, où l'on acceptait les femmes comme elles sont, avec leurs formes plus généreuses.

Déjà, le balancier semble pencher de l'autre côté. L'industrie cinématographique et télévisuelle américaine inclut, timidement, le surpoids comme nouveau paramètre. Aujourd'hui, on voit des gamins un peu ronds, des acteurs (inconnus, certes) plus enrobés, voire en surcharge notable, et certains personnages ont des troubles du comportement alimentaire. Les Mel Gibson, ou autres acteurs qui font rêver, seront toujours là mais, à côté, apparaîtront des personnages auxquels les gens pourront s'identifier.

Le danger est d'aller trop loin. Aux États-Unis, s'est déjà créé un ghetto anti-maigres, par conséquent « anti-normal ». Se développent des mouvements de *fats admirators* (littéralement, « admirateurs de grosses »). Ces hommes ne rêvent que de femmes obèses, le summum de la beauté selon eux. Des sites de rencontres et de discussions pour hommes et femmes obèses apparaissent sur Internet. Des obèses américains se promènent avec leur bouteille de soda de deux litres, et leurs énormes pots de pop-corn, vêtus de tenues toutes plus « flashies » les unes que les autres, pour mieux être repérés, en affirmant : « Il faut nous aimer comme ça. »

Cette attitude extrême est dangereuse car la majorité des gens en surcharge se sentent mal dans leur corps et dans leur peau, sont malades à cause de leur surpoids et veulent s'en sortir. Un de mes patients est passé, il y a dix ans, dans l'émission *Bas les masques*. Il a déclaré alors à Mireille Dumas qu'il était un obèse heureux, bien dans sa peau. La même semaine, il m'a appelé car il craignait pour sa santé.

5

LA PEUR DE MAIGRIR

Des kilos protecteurs

Une de mes patientes avait pris une vingtaine de kilos. Après quelques mois d'une alimentation équilibrée, elle en avait perdu une bonne partie. Mais, dès le jour où je l'ai félicitée, elle s'est mise à grossir de nouveau. Nous en avons longuement discuté, et j'ai compris que, inconsciemment, elle ne « voulait » pas maigrir. Maigrir lui faisait peur.

Ma patiente avait trouvé quelqu'un qui s'occupait d'elle, moi en l'occurrence. Tant qu'elle était en surpoids, nous parlions de son problème. Si elle était parvenue à son objectif, elle serait rentrée dans la norme, donc aurait cessé d'être « intéressante » pour moi, et nous nous serions « séparés ». J'aurais alors arrêté de la prendre en charge, je l'aurais « abandonnée ». Elle redoutait plus que tout cet « abandon », qui la renvoyait à une angoisse insurmontable : l'abandon essentiel qu'elle avait vécu dans son enfance, celui de sa mère. Sans mon regard, sans mes attentions, elle craignait, tout simplement, de « disparaître ». Reprendre du poids était une façon de se mettre de nouveau en sécurité.

Je fais un lien entre son histoire et une autre, différente, mais aux conséquences identiques. Cette fois-ci, il s'agit d'un de mes patients, kiosquier de son état. Il pèse cent soixante kilos. Il est si jovial qu'à le voir, on a envie de lui acheter des journaux. Ses problèmes de santé sont graves (hypertension, cholestérol et diabète) mais, apparemment, ils l'inquiètent peu. L'important, pour lui, est l'image du « bon gros » qu'il renvoie à ses clients, l'image de quelqu'un qui n'a aucun souci. Cela semble lui convenir si bien que je doute qu'il maigrisse un jour. Peut-être assimile-t-il un « fort » homme à un homme « fort » ? Peut-être pense-t-il que le poids donne du « poids » à la personnalité, qu'il est synonyme de puissance, d'existence même ? Qu'importe ! La réalité est qu'il ne « veut » pas maigrir. Il souhaite juste stabiliser son poids, afin de ne pas mettre sa santé en jeu et ne pas souffrir. Cette aide, je peux la lui apporter.

Je suis si souvent confronté à cette peur de maigrir que, à force, je demande fréquemment à mes patients s'ils la ressentent. Ma question leur semble incongrue. Surpris, offusqués même, ils répondent : « Bien sûr que non. Comment pouvez-vous penser une chose pareille ? » Je les incite malgré tout à y réfléchir et, souvent, lors de la consultation suivante, ils me disent que les choses sont plus compliquées qu'elles n'en ont l'air. Quand on approfondit, le voile se lève peu à peu sur la réalité.

Le surpoids est la face immergée de l'iceberg. C'est un symptôme derrière lequel se cache souvent une souffrance psychique, plus ou moins grande bien sûr. Certains patients la traînent depuis si longtemps qu'ils n'osent pas ou ne savent pas toujours l'exprimer.

L'angoisse de maigrir

De quoi ont-ils peur ? Je dirais : de tout.

« Je me suis rendu compte que mon père, que j'adorais, a maigri de façon catastrophique les derniers jours de sa vie », m'a confié une patiente.

« Maigrir me renvoie à l'image de ma mère malade. J'ai peur de mourir, comme elle, d'un cancer. J'ai peur que les autres ne me voient plus », m'a dit une autre. En maigrissant, cette patiente craignait de s'autodétruire, de provoquer la maladie, de devenir transparente.

« Maigrir, pour moi, c'est l'extrême vieillesse, c'est la mort toute proche », m'a déclaré une autre encore. L'âge et la mort sont des thèmes récurrents. Ils semblent plus vivaces chez les femmes, mais je ne peux me permettre de généraliser, puisque les hommes consultent moins. En tout cas, les femmes s'inquiètent plus tôt des « ravages » de l'âge. La maladie, ou le décès, d'un parent aiguise cette angoisse, elles sont alors en « première ligne ». J'entends souvent : « La prochaine sur la liste, c'est moi. »

Servir de référence au reste de la famille les déstabilise et peut modifier, insidieusement, leur comportement alimentaire. Inconsciemment, elles chercheront à ressembler à leur mère, qui était la référence. Si celle-ci était légèrement enrobée, elles se mettront à grossir, en gardant pourtant une alimentation identique. Comme si elles reprenaient le flambeau. Certaines se disent inconsciemment qu'elles doivent prendre du poids, pour mieux « faire face » à leurs nouvelles responsabilités, pour être plus « fortes », plus solides, pour les autres.

Une femme « forte », une « forte » femme... on met l'adjectif où l'on veut. Dans ces conditions, maigrir est difficile. Il faut attendre que leur chagrin s'apaise, qu'elles n'aient plus besoin de ce « coussinet protecteur » qui, croient-elles, les aide à surmonter les épreuves.

On peut grossir après un chagrin d'amour, après la mort d'un enfant, d'un être cher. Le corps se bloque. Là encore, la perte de poids viendra une fois que l'on aura réussi à exorciser sa douleur, à évacuer son chagrin.

Une patiente m'a assuré que, en maigrissant, elle avait « fondu » aux yeux de son entourage, donc disparu — ce qui l'avait profondément choquée. Certaines m'ont affirmé que, perdre du poids, c'est renoncer à une part de féminité. « Si je perds du poids, je n'aurai plus ni seins, ni fesses. Je serai efflanquée et ressemblerai à un cadavre », m'a dit une patiente en surpoids. « Je ne serai plus féminine », prétend une autre.

Le poids renvoie à la femme féconde, à la fonction maternante. Être femme, c'est avoir de larges hanches pour enfanter, une forte poitrine pour allaiter, des bras puissants pour tenir un enfant. « Sinon, on est un homme. » Je dois rassurer ces patientes au fur et à mesure de leur amincissement.

Dans l'histoire de Marie, cette jeune fille de quinze ans qui m'attendait dans la salle d'attente, c'est la mère qui craignait que sa fille ne maigrisse. Une réaction typique de la rivalité mère/fille. Qui va l'emporter, de ces mères souvent superbes, la cinquantaine triomphante, ou de l'adolescente trop grosse, soumise, étouffée dans le carcan maternel ? Cette adolescente qui n'a pas grandi aux yeux de sa mère, qui reste le bébé, le bébé de sa maman. Le bébé bien joufflu, bien rempli d'une mère vigilante, mais trop possessive.

La mère de Marie ne supporte pas de perdre sa toute-puissance, de ne plus contrôler la situation. Elle navigue en pleine ambivalence. D'un côté, elle souhaite que sa fille maigrisse, parce qu'elle l'aime ou qu'elle a honte d'elle, ou les deux. Mais, de l'autre, elle redoute que sa fille ne devienne sa rivale, ne devienne l'objet désirable qu'elle-même était auparavant, mais qu'elle est de moins en moins. Tant qu'elle ne souffre pas de la comparaison, elle se sent toujours jeune. Plus mince, Marie serait plus séduisante, plus indépendante. Un jour, elle quitterait la maison.

La mère de Marie s'est donné l'illusion qu'elle se préoccupait de sa fille, mais elle n'a pu mener sa démarche à

son terme. Elle n'a pu se remettre en question. Mon intervention a été vécue comme une intrusion dans sa relation
avec Marie. Elle a senti que cet « étranger » allait lui dire
qu'elle aussi avait un problème et que, vouloir aider sa fille,
c'était commencer par le régler.

Marie a-t-elle consulté depuis ? Je l'ignore, mais j'en
doute. Comme je doute qu'elle maigrisse un jour. Or, je
suis certain qu'on peut faire quelque chose pour elle.

Un traumatisme ancien

Vouloir rester gros pour garder, enfoui au plus profond
de soi, un traumatisme de l'enfance ou de l'adolescence...

Le surpoids renvoie parfois à des traumatismes psy-
chiques très lourds. La plupart se rapportent à des violences
sexuelles. Le quart de mes patientes obèses a subi des abus
sexuels, dans leur enfance ou leur adolescence. L'« aveu »
arrive, souvent, après de nombreuses consultations, tant la
honte et la culpabilité les taraudent.

Une de mes jeunes patientes, à qui j'ai demandé récemment depuis quand elle grossissait, m'a répondu sans hési-
ter : « 1999. » Quand je lui ai demandé ce qui s'était passé
cette année-là, elle m'a répondu : « Rien de particulier »,
en baissant les yeux. De toute évidence, elle a éludé. La
date a été donnée avec une telle précision que cette jeune
fille a certainement vécu un épisode marquant à cette
époque. J'ai juste dit : « Oui, je comprends. Nous en parle-
rons un jour, si vous le souhaitez. » Je reviendrai sur le
sujet, doucement, quand l'occasion se présentera.

Une autre de mes patientes, âgée de trente-deux ans,
vient d'écrire au procureur de la République de sa région
pour évoquer, enfin, les attouchements que lui a fait subir
son oncle paternel, en 1982. Elle m'a raconté comment elle
se réveillait en sursaut, avec, au pied de son lit, l'oncle
« mateur ». Depuis, elle n'a connu qu'une seule fois des
relations sexuelles : épisode pénible après lequel elle a
vomi. En tout, elle a pris vingt kilos.

Maigrir, pour ces patientes violentées, c'est risquer de connaître de nouvelles angoisses. Elles aussi sont en pleine ambivalence. D'un côté, elles se réjouissent de perdre du poids, de se sentir de nouveau désirables. Cela les rassure sur leur féminité. De l'autre, plus minces et plus jolies, elles seront davantage exposées aux regards masculins, qu'elles ont fuis, en mettant une certaine distance, en s'entourant de ce « coussinet protecteur ». « Les hommes ne me regardent plus, je suis trop grosse. Ils n'ont pas envie de faire l'amour avec moi. Plus je grossis et plus je les écœure. » Justement, elles veulent cela, les écœurer. Elles supportent mal d'être, de nouveau, « d'obscurs objets du désir ». Elles s'inquiètent, paniquent. Cela les renvoie à cet horrible passé. Elles sont souvent agressives avec les hommes, sous prétexte d'un regard trop concupiscent, selon elles.

Les hommes et les femmes en forte surcharge pondérale jouent trop souvent le rôle de réceptacles. La « bonne grosse » et le « bon gros » se doivent d'être souriants, jovials, sans aspérité. Car, si, en plus d'être gros, ils sont malheureux, alors là, c'est trop ! Ils sont décidément infréquentables ! Ils masquent donc leur personnalité, ils se forcent, donnent le change. Ils camouflent leur désarroi, font mine de ne pas souffrir de leur poids. D'une manière ou d'une autre, ils font office d'éponge. « Si tu savais, mon brave... » ; « Si tu savais ce qui m'arrive, ma brave... Toi, tu es toujours en forme... » Ce sont de parfaits boucs émissaires. On leur confie tous ses malheurs. Ils absorbent les problèmes des autres. On court-circuite les leurs et, du coup, ils les court-circuitent aussi. Ils les gardent en eux, prennent sur eux, et... continuent de grossir et de s'entourer d'un « Air Bag » de graisse. Plus ils engrangent de kilos, plus ces kilos vont mettre de la distance entre eux et le monde extérieur.

Les gros peuvent aussi servir de souffre-douleur. Comment entendre « la baleine », « la grosse » et autres délicatesses sans être profondément blessé(e) ? « Tu as vu la grosse... ? » Une moue de dégoût accompagne ces quelques mots. Les obèses ne sont pas sourds, ils les ont entendus. Ils me disent parfois : « Je suis malade dans mon corps, mais mon cerveau fonctionne. Je ne suis pas malade dans ma tête. J'entends tout. »

Quand l'éponge a trop absorbé, il faut la tordre. Il faut libérer la parole de la personne en surpoids, pour qu'elle puisse maigrir, et ne pas couler.

Notre relation avec la nourriture

La relation au poids est infiniment complexe. Il est vrai qu'elle prend racine avant même notre naissance, alors que nous étions encore dans le ventre de notre mère. Le premier rapport que nous entretenons avec la vie, c'est l'oralité, et elle nous suit jusqu'à notre mort. C'est le fondement même de notre vie. « Tout passe par l'oralité », a écrit Freud. « Dis-moi ce que tu manges, je te dirai qui tu es », écrivait Brillat-Savarin, magistrat, gastronome et écrivain français des XVIIIe-XIXe siècles, dans la *Physiologie du goût*. Notre alimentation a construit notre personnalité et je pense, réellement, que nous sommes ce que nous mangeons.

La relation que le tout-petit établit avec son entourage rejaillit sur sa façon de manger. Il accepte avec joie son biberon, il le refuse... cela signifie quelque chose. La façon dont l'entourage « utilise » la nourriture a des conséquences. Quantité de parents répondent de façon maladroite ou malvenue à la demande de l'enfant. Il pleure, il trépigne de colère, il a une bonne note, il est sage... On ne cherche pas à distinguer si l'enfant a faim, s'il veut quelque chose, s'il est malheureux. On le nourrit pour le calmer, pour le faire taire, pour lui éviter des terreurs nocturnes, pour le récompenser...

Ce réflexe trop systématique crée des confusions et provoque des automatismes : le tout-petit prend spontanément l'habitude de réclamer de la nourriture. Il abuse de biberons, donc de protéines.

Cet abus de protéines, puis l'introduction précoce de protéines animales (viande, jambon, etc.) seraient responsables du surpoids chez les jeunes enfants. Plus tard, l'enfant abusera d'aliments sucrés. Plus tard, l'adulte se jettera, instinctivement, sur la nourriture, ou le tabac, ou l'alcool (des conduites addictives), face à une angoisse immédiate, un souci, du stress, de la tristesse, un sentiment de solitude, une situation un peu difficile. À défaut de gérer ses émotions, de faire face, d'analyser, il recherchera la sensation de remplissage, identique à celle qu'il éprouvait, petit, avec le biberon. Se remplir de nourriture fait office de biberon, aide à se calmer... mais pas longtemps.

Maigrir seul ou non ?

Il est évident que l'on peut maigrir seul, sans l'aide d'un médecin ou d'un psychologue. Mais, dans certains cas, une prise en charge psychologique s'impose pour dénouer les fils de son passé, se soulager d'une souffrance qui empêche d'avancer et de maigrir.

Le soutien psychologique peut prendre différentes formes, à commencer par l'apprentissage de la relaxation. Je le propose souvent aux patients qui rechignent à consulter un psychologue ou, encore plus, un psychiatre (quand les problèmes sont plus importants, ou qu'on soupçonne qu'ils le sont). Des cassettes de musique douce, des techniques chinoises, du yoga, de l'aquagym... pour certains, cela suffira à prendre du recul.

Un peu de stress peut être bénéfique. Trop, non. S'il pousse à trop manger, trop boire, trop fumer, c'est qu'il devient trop important, nous dépasse et se retourne contre nous-même.

Je confie, tôt ou tard, à un psychothérapeute la majorité de mes patientes en fort surpoids. Je dis volontairement « patientes ». L'homme est moins obsédé par l'amaigrissement. Et si c'est pourtant le cas, il est souvent nécessaire qu'il bénéficie d'un suivi psychologique. J'ai quelques cas d'obésité masculine massive, où j'aborde la dimension psychologique. Mais, chez l'homme, la prise en charge consiste davantage en un réapprentissage des habitudes alimentaires, en la redécouverte du plaisir alimentaire, différent de la « grosse bouffe » dont il est coutumier. Les femmes vivent leur problème de poids de façon plus secrète, plus intellectualisée, tiraillées qu'elles sont entre l'idéal de minceur et les sollicitations alimentaires permanentes. Il faut décrypter ce qu'elles tentent d'exprimer.

Une vraie souffrance psychique

La quête incessante du poids rêvé entraîne une véritable souffrance psychique. Des femmes gardent l'obsession du poids idéal leur vie durant. Ne pas grossir pendant la grossesse, au point de ne rien manger, pouvoir porter sa robe de mariage toute sa vie, perdre du poids pour avoir un emploi, perdre du poids pour le garder, maigrir pour plaire... cela n'en finit pas. Le poids, peu à peu, conditionne tout, celui qui est « imposé » par les critères de beauté actuels, lequel est généralement inférieur au poids « naturel ». Cela entraîne donc des privations permanentes, qui engendrent un stress, surtout chez les personnes qui, pour des raisons génétiques et métaboliques, ne sont pas prédisposées à la minceur. Maigrir, grossir, maigrir de nouveau, regrossir...

Quand les patients ont déjà accumulé des régimes, j'aborde d'emblée la dimension psychologique qui, peut-être, n'a pas encore été abordée. Cette autre forme d'aide complétera mon travail. Je peux prescrire un énième régime, ce sera un énième échec. Les patients « tiendront » quelques jours, pour me faire plaisir, puis reprendront leurs anciennes habitudes et seront, une nouvelle fois, au pied du mur (nous passons, en moyenne, dans notre vie, quatre-vingt dix mille fois à table !). Le risque est qu'ils se méfient à tout jamais du corps médical. Ce sera pain bénit pour les charlatans, qui leur donneront leur recette « miracle », en excluant de considérer la face immergée de l'iceberg.

Pourquoi réussirais-je là où d'autres ont échoué ? Je ne suis pas le grand manitou. Mon rôle est de faire une synthèse. La psychologie n'est pas ma spécialité, je peux commettre une erreur, je peux passer à côté d'une souffrance exacerbée. Le domaine de la surcharge pondérale ne s'arrête pas au champ alimentaire proprement dit. C'est pourquoi une prise en charge plus complète, globale, multidisciplinaire, avec plusieurs interlocuteurs, est parfois nécessaire.

Je rencontre bien des réticences quand j'évoque une prise en charge psychologique, que ce soit une thérapie cognitive comportementale (l'ici et le maintenant) ou analytique (le passé). La phrase qui suit est généralement : « Oui, mais vous savez, les psychiatres ! » La méfiance est là, tenace. Je dois essayer de la vaincre, afin que les patients qui ont besoin d'un suivi psychologique trouvent la personne qui les aidera à sortir de leur souffrance.

Quantité d'adolescents pourraient régler leur problème de surpoids s'ils bénéficiaient d'une aide psychologique. En particulier les jeunes filles.

La mise en place des caractères sexuels secondaires, à la puberté, peut faire apparaître un physique auquel des jeunes filles ne s'attendaient pas, et qui ne leur plaît pas forcément. Des adolescentes trouvent leur poitrine trop forte, ou pas assez, leurs hanches trop marquées, leurs jambes moins fines que dans leurs rêves, une culotte de cheval trop voyante. Rien ne va, ni leur nez, leurs oreilles, leur implantation de cheveux... Bref, elles se détestent. Un terme fort, impitoyable, que j'entends souvent. Certaines ne supportent pas de ressembler à la grand-mère, ou à la tante, qu'elles n'apprécient pas, ou à leur mère, avec qui elles sont en conflit.

Brutalement, ces adolescentes réalisent qu'elles ne ressembleront jamais à la poupée Barbie. Cette poupée considérée par tant de petites filles comme le modèle de la beauté et qui, si elle était adulte, ne tiendrait pas sur ses jambes-brindilles, trop longues et disproportionnées. Elles réalisent qu'elles ne sont pas la « princesse au bois dormant ». L'image idéalisée qu'elles avaient d'elles, et qui leur semblait encore possible, il y a peu, devient illusoire. Elles ne seront jamais comme elles ont rêvé d'être. Elles ne l'acceptent pas. À cela s'ajoute la peur de déplaire si elles ne correspondent pas aux standards actuels de beauté, qu'elles se croient obligées de suivre. Selon un sondage personnel, réalisé dans les classes de seconde, 50 % des jeunes filles ont déjà suivi plusieurs régimes, même s'ils ne s'imposaient pas. L'image qu'elles renvoient est devenue leur obsession numéro un.

Tout cela accentue les troubles du comportement alimentaire, qui surviennent surtout au moment de la période charnière qu'est la puberté. Ils risquent de se prolonger leur vie durant, si les parents ne sont pas assez vigilants. L'obsession de la minceur va s'amplifier, et les régimes vont commencer. Le premier marchera toujours. Bien conçu, il peut aider durablement. Sinon, le phénomène « yo-yo » risque de démarrer, et il apporte forcément des kilos en plus. C'est pourquoi il est d'autant plus important qu'une jeune fille consulte, à titre préventif, au moment de la puberté pour s'assurer qu'elle va bien, qu'elle n'a aucun trouble du comportement alimentaire. Si elle se met à porter des tenues de plus en plus amples, c'est inquiétant. Elle cherche à masquer une prise de poids ou à cacher son corps. Je vois, en effet, beaucoup de jeunes filles, très perturbées, parce que les hommes les regardent comme « de la viande », me disent-elles. Elles vivent mal l'éclosion de leur corps, qui les expose aux regards masculins.

Il faut désamorcer ces souffrances au plus tôt, avant qu'elles ne s'enkystent et fassent basculer dans l'extrême, la boulimie ou l'anorexie, ou les deux, car certaines jeunes filles naviguent de l'une à l'autre.

Une boulimique absorbe des milliers de calories par jour, puis se fait vomir ou prend des laxatifs. Souvent, sa silhouette ne change pas.

Une anorexique a une mauvaise vision de son corps. L'absence de règles est le signe fondamental de cette maladie. Il implique, certes, un renoncement à la féminité, mais également une régression biologique à un fonctionnement anté-pubertaire. L'anorexique s'oppose aux transformations physiologiques liées à l'adolescence, notamment à la fonction sexuelle. Elle navigue entre oralité et analité (manger et déféquer). Cela va généralement de pair avec de brillants résultats scolaires, pour donner le change, pour prouver qu'elle n'est pas malade. La jeune fille cherche à transcender la faim, à se dépasser. Elle est persuadée qu'elle est plus forte que son organisme. Elle atteint un stade de toxi-comanie endogène : à force de ne pas manger, le cerveau sécrète des substances qui agissent comme des antalgiques (des anti-douleur). Elle est dans un état second.

Elle risque de payer ce trouble alimentaire toute sa vie durant. 25 % des anorexiques décèdent prématurément, 50 % deviennent boulimiques, 25 % guérissent.

Une de mes patientes, ancienne anorexique, a basculé dans la boulimie. Au début, elle arrivait à gérer ses débordements en se faisant vomir mais, à présent, elle n'y arrive plus. C'est une grande souffrance, grossir lui est insupportable. Manger, c'est ne pas pouvoir contrôler le devenir interne des aliments. Mais, en devenant boulimique, elle a renoué avec la vie. Elle travaille, a une vie sociale. Cela me rassure. Une jeune fille qui tombe dans l'anorexie profonde est incapable de mener une vie sociale. La pulsion mortifère l'emporte.

Quelques séances avec un médecin nutritionniste, ou avec un psychologue, suffisent parfois à désamorcer le processus, si le problème est pris suffisamment tôt. Cette démarche n'est pas entrée dans les mœurs. Très peu d'adolescentes consultent. Un médecin ? Mais pour quoi faire ? Des parents très vigilants sur la question peuvent la convaincre. Encore faut-il qu'ils aient (la mère surtout) un certain charisme. Une mère au poids « normal », qui peut servir de référence. Dans ce cas, elle peut avoir une influence, mettre sa fille en garde contre la nocivité des pressions actuelles et la persuader de consulter. Une mère de famille obèse, rarement. Ne serait-ce que parce que sa fille a souvent honte d'être en sa compagnie et que, inconsciemment, elle n'a pas envie de s'entendre dire qu'elle risque, un jour, de lui ressembler. Une mère obèse est très perturbante pour une adolescente, tout comme peut l'être une mère qui a gardé un comportement très méfiant vis-à-vis de la nourriture parce qu'elle est obsédée par son poids.

L'anorexie est une maladie de pays en autosuffisance alimentaire. On constate une absence quasi totale de cas chez les Noirs, y compris en Occident. Cela, entre autres, en raison d'une prévention de ce trouble grâce à une relation mère/fille plus traditionnelle, à une cellule familiale plus forte.

Il arrive que les heurts familiaux se répercutent sur les enfants sous forme de troubles du comportement alimentaire. Mon expérience m'a démontré le lien entre prise de poids chez l'enfant et dégradation des relations entre les parents, ou leur séparation quand celle-ci se passe mal. Je rencontre davantage de problèmes chez les enfants qui me disent, quand je leur demande où est leur père — parce que c'est généralement la mère qui les accompagne : « Mon père, je ne l'ai pas vu depuis longtemps », ou : « Mon père, je ne le vois qu'aux vacances », ou : « Mes parents, ils n'arrêtent pas de se disputer ».

Il y a un an, j'ai reçu un adolescent d'une quinzaine d'années. Son père est gynéco-obstétricien. Sa mère, d'origine anglo-saxonne, ne travaille pas. Adolescente, elle était quasiment anorexique. Le couple habite un appartement gigantesque avec leurs deux enfants, un garçon et une fille. Parents et enfants se voient très peu, ne partagent qu'un repas par semaine. Le père ne participe pas à la vie familiale. Il s'arrange pour rentrer le plus tard possible, prétextant des urgences. Il n'est avec son fils que le dimanche après-midi, pour lui imposer cinq heures consécutives de mathématiques.

La mère a vainement essayé de « sauver les meubles ». Le couple s'est délité. Quand j'ai vu le garçon, il passait, chaque week-end, près de vingt heures sur sa console vidéo et sur Internet. Il mangeait pour quatre. En six mois, il avait pris quarante kilos. Sa sœur, elle, avait basculé dans l'anorexie, comme sa mère lorsque celle-ci était adolescente. Le garçon n'est pas revenu consulter. Je viens d'apprendre qu'il ne va plus au collège, ne sort plus de sa chambre. Il est en train de verser dans une maladie plus lourde, certainement psychiatrique.

Je vois quantité d'adolescents en plein désarroi. Ils m'ont l'air perdus, sans références, sans identification possible avec les adultes. Une récente enquête sur les aspirations des jeunes a révélé qu'ils souhaitaient, avant tout, un métier, de l'argent, et fonder une famille. Des aspirations qui sont davantage celles de jeunes adultes. La jeunesse de 1968 rêvait de transformer le monde. Celle d'aujourd'hui est marquée par le chômage, par une réalité économique qui l'angoisse. Le paraître est plus important qu'il ne l'était, il s'est imposé comme valeur pour remplacer des valeurs disparues.

Les pouvoirs publics me semblent bien silencieux, bien irresponsables. Ils ont leur mot à dire. Ils devraient mettre en œuvre une politique d'éducation et de prévention, ciblée vers les jeunes, qui me tient à cœur. La médecine scolaire a aussi un rôle à jouer dans cette prévention, mais il y a si peu de médecins scolaires. Il faudrait que tout le monde s'emploie à aider nos adolescentes à s'accepter comme elles sont, à accepter ce qui fait d'elles des femmes.

6

QUELQUES PETITES CHOSES À SAVOIR AVANT DE CHERCHER À MAIGRIR

Ne vous comparez pas

Si vous entreprenez une rééducation alimentaire, ne vous référez pas au voisin ou à la voisine. Vous en trouverez toujours un ou une qui a suivi un régime « miraculeux » et a fondu comme neige au soleil. Vous en trouverez toujours un ou une qui mange comme un ogre ou une ogresse et reste toujours mince. « Ce n'est pas juste », penserez-vous.

Mais, déjà, voisins et voisines ne vous disent, peut-être, pas tout. Qu'ils fument deux paquets de cigarettes par jour — ce qui leur fait perdre du poids artificiellement — ou qu'ils ont suivi un régime restrictif, avec lequel on maigrit toujours au début (après, c'est une autre histoire), ou qu'ils s'entraînent, de façon éhontée, plusieurs fois par semaine, dans une salle de sport, ou tout simplement que tous les membres de leur famille sont plutôt de constitution mince.

Ne tirez jamais de généralités d'un cas individuel. Là est le piège. Vous êtes un individu à part entière, unique et particulier (nous ne sommes pas encore clonés, heureusement !). Dans une même famille, deux frères ou deux sœurs ont souvent des morphotypes fort différents. L'un rond et l'autre fin. Il est fréquent qu'une femme se plaigne d'être la « seule » de sa famille en surcharge de poids. « Vous verriez mes sœurs, elles sont toutes minces. Je suis la seule à faire attention et je suis la seule à prendre du poids. J'ouvre la bouche, et j'ai déjà pris un kilo. » Quand j'interroge cette patiente, je me rends compte que d'autres paramètres interfèrent : des soucis familiaux, un métier stressant, un passé de fumeuse, une rupture sentimentale... tout cela agit sur l'organisme.

Chacun a sa propre histoire. C'est pourquoi je suis formellement opposé à des méthodes toutes faites, récoltées à droite ou à gauche. Elles sont trop générales et ne tiennent pas compte des singularités de chacun. Vous ne perdrez pas forcément du poids en les suivant, mais, en cas d'échec, vous vous découragerez et vous risquez de vous lancer dans des régimes aberrants.

N'écoutez pas vos proches. Ils peuvent, parfois, vous mettre en position d'échec, consciemment ou non. Ils ne vous encourageront pas toujours dans votre démarche d'amaigrissement. « Ah, tu fais encore un régime ? », diront-ils, sceptiques. Ou pire : « Encore ton régime ! » Ou : « À quoi ça sert que tu fasses attention ? Chaque année, tu nous annonces un régime, et tu en es toujours au même point. »

Assuré(e) d'échouer, vous échouerez. Résultat : même si vous êtes en légère surcharge, vous baisserez les bras et, insidieusement, vous constituerez, petit à petit, une plus grande surcharge. Allez votre chemin, sans vous fier à tout ce que vous entendez. Affirmez-vous. Sachez dire « Zut ! » aux autres. C'est souvent la jalousie qui est à l'origine de ces petites phrases malveillantes.

Prenez patience

Pour maigrir, maigrir durablement s'entend, vous devez tenir compte du facteur temps. Sinon, vous échouerez à coup sûr dans votre tentative.

Sauf exception bien sûr (une grossesse mal cadrée, l'arrêt du sport pour un sportif de haut niveau, une lourde épreuve, un sevrage tabagique sans préparation, etc., qui déstabilisent l'organisme), l'être humain grossit lentement. Tout comme il grossit lentement, il maigrit lentement si, bien sûr, les lois et les rythmes de la nature sont respectés.

Que vous souhaitiez maigrir de vingt kilos comme de deux, votre démarche doit s'inscrire dans le temps. Au début, la perte de poids est assez rapide mais, ensuite, l'organisme a besoin d'un certain temps pour enregistrer la nouvelle donne et stabiliser son poids.

La stabilisation est la phase essentielle, mais la plus difficile, la plus ingrate, car c'est un travail au long cours. D'ailleurs, la plupart des gens la négligent ; du coup, 95 % des régimes échouent. Trop heureux de leur nouvelle silhouette, ils pensent avoir maigri pour l'éternité. Croyant au miracle, ils reprennent, insidieusement, leurs mauvaises habitudes. Une des principales différences entre mes principes et ceux d'un docteur-miracle est que ce dernier fait croire que l'on peut maigrir vite. C'est un leurre, une dangereuse tromperie, qui ne conduit qu'à grossir encore plus, et à engraisser le portefeuille du thérapeute.

Fixez un objectif réaliste

Lors de la première consultation, je demande toujours au patient le poids qu'il souhaite atteindre. À sa réponse, je juge s'il est dans l'objectivité ou dans un idéal impossible, si sa demande est, ou n'est pas, disproportionnée.

Pour fixer un objectif réaliste, raisonnable, je me réfère au poids d'équilibre, celui que nous avons gardé le plus longtemps dans notre vie. Je tiens compte aussi de la mesure de l'indice de masse corporelle, du tour de taille et d'un examen (l'impédancemétrie) qui permet de calculer la répartition entre masse grasse, masse musculaire et eau.

Cette notion de poids d'équilibre est fondamentale. Si le poids est resté stable longtemps, c'est rassurant. On le retrouvera, à peu de chose près, avec une nourriture équilibrée. Une de mes clientes pèse quatre-vingt-dix kilos. Cela semble être un accident de parcours, car elle en a pesé cinquante-trois pendant trente ans. Je ne m'inquiète pas, elle maigrira certainement. Elle ne retrouvera peut-être pas ses cinquante-trois kilos, mais elle tendra vers ce poids.

Il arrive souvent que des patients ne peuvent pas donner leur poids d'équilibre, car il n'y en a jamais eu. Ceux-là ont sans cesse navigué vers le haut et vers le bas. Mon travail est alors plus difficile : car à quel poids me référer ?

« Si vous m'aviez vue, il y a vingt ans, avec quinze kilos de moins... », m'a dit, un jour, une patiente de quarante-cinq ans. Je l'ai regardée. Elle avait certes quelques kilos superflus, mais rien de grave. Elle me semblait même très bien ainsi. Je lui ai demandé, malgré tout, ce qui s'était passé depuis vingt ans.

« Je me suis mariée, puis j'ai eu deux enfants, à deux ans d'intervalle. Nous sommes partis habiter en banlieue, mais je travaille à Paris. Je cours toute la journée. Je suis stressée, et je ne mange pas toujours comme il le faudrait... » Une réponse classique. Un leitmotiv.

J'ai commencé par la rassurer. Quinze kilos en vingt ans, soit à peine un kilo par an, c'est fréquent. On peut toutefois essayer d'arrêter le processus, et aussi de perdre quelques kilos, même si le poids initial n'est pas retrouvé.

Il y a très peu de minceurs, ou de maigreurs, constitutionnelles. Quelques hommes et quelques femmes gardent le même poids toute leur vie, en mangeant à leur guise, parce qu'ils ont la « chance » de brûler davantage de calories. Mais nous le saurions, si la minceur ou la stabilisation pondérale étaient la norme. Or, qu'observons- nous ? Nous voyons des gens qui, avec les années, s'épaississent, prennent du ventre, du postérieur, de la taille, s'étoffent, s'arrondissent... Les mots ne manquent pas pour décrire le phénomène.

Garder son poids au même niveau, sa vie durant, est mission impossible. À moins d'une débauche d'exercices physiques et de ne jamais craquer. Je dis bien : jamais ! Ne serait-ce que parce que les femmes prennent 1 g de gras, en moyenne, par jour, dès l'âge de 20 ans (soit environ 1 kg en 3 ans) et les hommes 1 g également, passé la trentaine.

C'est une réalité physiologique, dont on ignore la cause, pour le moment. Dans le domaine de la compréhension du métabolisme et de la surcharge pondérale, la recherche en est au stade préhistorique. On sait, en fait, fort peu de chose sur l'organisme humain, les rythmes biologiques, la chronobiologie. On sait que des sécrétions hormonales surviennent à certaines heures — d'où la nécessité de respecter quelques règles de conduite (prendre en règle générale trois repas, dormir en moyenne sept à huit heures...). On a quelques explications sur la prise de poids, à certains moments de la vie, mais on ignore tellement de choses sur les désordres alimentaires. La presse générale et la presse médicale publient, chaque semaine, des articles sur la surcharge pondérale. Cette flambée d'articles témoigne bien de la quantité d'énergie mise en œuvre pour essayer de comprendre notre histoire de poids.

Les femmes ont plus de cellules graisseuses (masse grasse) que les hommes : 15 à 25 % du poids total contre 5 à 15 %. La proportion du tissu graisseux, pour un poids identique, varie considérablement d'un sujet à l'autre, y compris chez les jeunes filles minces. Quoi qu'il en soit, une femme n'est pas bâtie comme un homme. Elle a des seins, des hanches, des fesses. Une réalité que notre société refuse, et que bien des jeunes filles refusent également. Ce supplément de 10 % n'est pas un accident de la nature. Les femmes sont programmées pour être fécondes, et cette potentialité passe par ces 10 %. L'anorexique, elle, ne peut pas enfanter car elle n'a plus de règles. Cela va avec sa pathologie car, justement, elle refuse sa féminité et tend vers l'androgynie.

La répartition des graisses est transmise à 60 % par notre patrimoine génétique. Nous développons une surcharge pondérale similaire à celle de nos parents ou de nos grands-parents. Lorsque je reçois une adolescente dotée d'une culotte de cheval, et qui veut s'en débarrasser, je l'interroge sur ses antécédents familiaux. Est-ce qu'elle « tire » du côté des femmes de sa famille paternelle ou des femmes de sa famille maternelle ? Quelle est la morphologie des femmes : grand-mères, mère, tantes ? À qui elle ressemble ?

Avec ces renseignements, je peux prévoir, à peu de chose près, sa morphologie, quand elle sera adulte.

Si les femmes à qui elle ressemble ont la même conformation du bas du corps, cette jeune fille maigrira, certes, mais pas forcément là où elle le souhaite. Même mince, même trop mince, elle gardera, probablement, un léger renflement au niveau des cuisses. Quels que soient ses efforts, elle sera déçue du résultat.

La masse grasse a sa propre existence. Quand nous grossissons, nous ne pouvons jamais savoir à l'avance où elle ira se placer. Quand nous maigrissons, nous ne pouvons savoir à l'avance où nous maigrirons, sauf à dire que l'être humain maigrit d'abord du ventre. Les femmes perdent, souvent, au niveau de la poitrine, alors qu'elles sont si nombreuses à vouloir perdre au niveau des hanches.

Les graisses se fixent lors de la puberté et de la mise en place des caractères sexuels secondaires. Jusqu'à quatre ans environ, l'enfant a un « petit ventre », sa silhouette est légèrement androïde (en forme de pomme). De six à douze ans, le ventre garde son volume, mais la graisse va se fixer plus bas. La silhouette s'alourdit et devient gynoïde (en forme de poire). À la puberté, côté garçons, la masse musculaire se développe de façon conséquente. La masse grasse augmente aussi, mais peu. Côté jeunes filles, la masse grasse s'installe au niveau des seins et du postérieur. Cette augmentation de la masse grasse jusqu'à dix-sept ans est, semble-t-il, nécessaire pour permettre la fonction reproductrice. Certains facteurs prédisposent à l'augmentation de la masse grasse, au moment de l'adolescence : le sexe féminin, le fait que le sujet soit déjà un peu gras et l'existence d'une obésité familiale.

Je conseille toujours aux parents de s'inquiéter du poids d'un enfant avant la puberté. Les médecins ont pensé, longtemps, que « tout s'arrangeait » avec les transformations physiologiques qui surviennent alors. C'est le contraire : tout se fige. Un adolescent en surpoids au sortir de la puberté risque, à 80 %, de le rester. Un enfant qui n'est plus en surpoids avant sa puberté a toutes les chances d'avoir définitivement réglé son problème.

La répartition des graisses, au fur et à mesure des années, accentuera la morphologie androïde de l'homme et la morphologie gynoïde de la femme. Les cellules graisseuses dans la région abdominale sont dangereuses. Avoir du ventre n'est pas anodin. Quand la graisse s'empare du ventre, elle s'empare des viscères, de la rate, du foie, du tube digestif... Mais les cellules graisseuses de cette région répondent davantage à une hygiène alimentaire (elles se dissolvent plus facilement) et l'exercice physique agit surtout au niveau du ventre. Conséquence : un homme maigrit et affine sa silhouette plus rapidement qu'une femme.

Les graisses situées dans la région glutéo-fémorale (zone de la culotte de cheval) sont moins dangereuses, mais elles réagissent beaucoup moins à une hygiène alimentaire. C'est pourquoi les femmes grossissent plus que les hommes, au fil du temps, et maigrissent plus difficilement. En associant exercice physique et alimentation équilibrée, elles maigriront au niveau du ventre, mais plus difficilement au niveau des hanches.

Je reçois régulièrement un couple de patients. Lorsqu'ils sont venus consulter la première fois, ils avaient le même poids. Avec une alimentation équilibrée quasi similaire, la femme a perdu une fois et demie de moins que son mari. Elle a surtout maigri au niveau du ventre, alors qu'elle souhaitait maigrir du postérieur et des cuisses.

Nous sommes impuissants contre le surpoids : c'est en tout cas ce qu'en concluent certains scientifiques, américains notamment. Ils affirment même qu'il serait d'origine génétique, pour expliquer son explosion dans le monde, notamment sur des continents où le phénomène était inconnu il y a peu. Ainsi, en Asie, le surpoids flambe. L'obésité n'existait pas en Chine il y a une dizaine d'années. Aujourd'hui, plus de 40 millions de Chinois sont obèses, et, dans les projections, d'ici à une dizaine d'années, il y en aurait 250 millions.

Les humains de la planète seraient-ils en train de muter ? Il est trop facile de rendre la génétique responsable de tout.

Aux États-Unis, c'est la tendance. Les gènes seraient responsables de l'homosexualité, de l'autisme, et même du bonheur ! Une façon, comme une autre, de ne pas voir certaines réalités, de ne pas chercher à comprendre. Car comment expliquer que l'obésité est moindre dans les grandes villes de la côte Est, ou quasi absente en Californie ? Y aurait-il deux espèces d'Américains ? Simplement, sur la côte Est, les habitudes alimentaires sont marquées par des influences européennes, et la Californie est vouée à un culte du corps, encouragé par la présence d'Hollywood. L'alimentation et l'activité physique sont les deux grandes obsessions des Californiens. Ailleurs, l'obésité flambe, surtout chez les Hispaniques, les Noirs et les descendants des Indiens. Ce sont les laissés-pour-compte de l'Amérique. C'est pour eux que la couverture sociale est la plus faible. La majorité ne sont pas soignés pour leur diabète, maladie gravissime qui rend aveugle, augmente les risques d'infarctus et d'insuffisance rénale, bouche les artères, diminue l'espérance de vie.

La prédisposition génétique serait de 20 à 80 %, selon les études. L'ampleur de cette fourchette montre à quel point toute affirmation péremptoire est malvenue. En outre, on ignore si c'est un seul gène, ou quelques-uns qui interagissent beaucoup, ou, *a contrario*, si c'est une multitude de gènes qui interviennent peu mais qui, cumulés, jouent un grand rôle. On ignore la part de la génétique et celle des facteurs environnementaux, mais on a en tout cas la certitude que ces derniers participent beaucoup à la prise de poids.

Si, aujourd'hui, des hommes et des femmes grossissent, et parfois de façon démesurée, cela provient de l'évolution du mode de vie. Il n'y a pas mutation. Une alimentation déséquilibrée, ajoutée au manque d'activités physiques, favorise l'expression de certains gènes (les « gènes de susceptibilité »), qui prédisposent au stockage de gras et qui étaient présents à l'état latent. Nous sommes, tous, plus ou moins menacés d'avoir un problème de poids. Quel pessimisme ! Non, il faut être clairvoyant.

De surcroît, l'organisme hérite de l'histoire alimentaire et pondérale des ancêtres. Il la garde en mémoire. La découverte est récente. Il y a quelques années, on ne soupçonnait pas cette transmission qui va à l'encontre de la théorie de l'évolution lente des espèces, élaborée par Darwin et longtemps suivie par les chercheurs.

On s'est aperçu que les espèces s'adaptent à l'environnement grâce à des caractères acquis qui leur viennent en héritage, et non pas par mutation (au niveau de l'ADN). L'un de ces caractères acquis est la capacité de stocker du gras, la seule voie d'énergie. Cette aptitude a permis à l'espèce humaine de s'adapter à un environnement hostile, au froid, à la faim, aux épidémies, donc de se préserver et de perpétuer l'espèce.

L'histoire alimentaire des ascendants influe sur le comportement nutritionnel et le poids pendant une ou deux générations. Si nos parents et nos grands-parents ont souffert de la faim, pendant la Seconde Guerre mondiale, notre organisme s'en souvient. Il « sait » si leur organisme a « appris » à stocker les graisses pour résister. Dans ce cas, nous gardons cette même capacité, et nous risquons de grossir plus facilement. Des expériences sur des animaux de laboratoire, que l'on privait régulièrement de nourriture, confirment cette hypothèse. Leurs petits, puis leurs « arrière-petits » étaient particulièrement gros.

Un excédent calorique a des conséquences identiques. L'organisme « sait » aussi si nos parents et grands-parents ont trop mangé, ou ont mangé trop gras. Alors, nous gardons aussi cette possibilité de stocker. L'existence de familles d'obèses est l'une des preuves de la transmission des caractères acquis. Avec deux parents obèses, un enfant risque à 80 % d'avoir un problème de surpoids. Avec un seul parent obèse, 40 %.

Il est possible que nous transmettions aux générations futures une plus grande capacité de résister à l'environnement « obésogène ». Peut-être que nos enfants et arrière-petits-enfants seront mieux adaptés à cet environnement. Ils seront plus minces, leur poids sera plus facile à stabiliser, sans qu'ils pratiquent plus d'activités physiques ou qu'ils mangent mieux que nous. Leur métabolisme de base (la dépense énergétique de l'organisme au repos) s'élèvera afin de mieux s'adapter à la sédentarité, à un excès pondéral trop important. Ils apprendront à jongler avec l'excédent alimentaire. Nous vivons peut-être une période de transition. Il est possible que la tendance actuelle s'inverse, que le nombre de personnes en surpoids baisse, les prochaines années. Là, réside l'espoir. L'avenir nous le dira. Il faut attendre deux générations pour savoir si cette hypothèse est réaliste.

Avons-nous donc d'autres possibilités que d'être réaliste et d'accepter de grossir légèrement avec le temps ? Avons-nous un autre choix que de faire le deuil de notre silhouette, de notre poids d'antan, comme nous devons faire le deuil de notre jeunesse ? C'est la rançon d'une espérance de vie qui ne cesse de s'allonger. Désormais, les hommes dépassent les soixante-seize ans et les femmes quatre-vingt-deux.

Mais nous pouvons faire en sorte que la courbe ascendante ne soit pas trop pentue, et arriver à gérer un poids de stabilisation, à cinq kilos près. Est-ce si terrible, cinq kilos de plus dans une vie ?

C'est là, je sais, un discours de raison, alors que la relation au poids est affective, passionnelle. C'est pourquoi j'écoute la demande du patient et, quelle qu'elle soit, l'accompagne. Mais je vais aussi l'aider, explications scientifiques à l'appui, à renoncer à atteindre un poids impossible, vu son héritage génétique et son métabolisme. S'il a deux kilos à perdre, il les perdra. S'il en a trente, je vais essayer de lui faire accepter que, quinze kilos en moins, c'est déjà bien. Il arrive, d'ailleurs, que des patients me disent spontanément : « Vous savez, docteur, tout compte fait, avec quinze kilos en moins, je serai peut-être pas mal. » Ces patients ont fait ce travail de deuil qui leur a permis de renoncer au poids de leurs vingt ans, ils ont accepté de tourner une page. Ils souhaitent simplement que je les aide à stabiliser leur poids.

C'est le travail de deuil, aller de l'avant, cesser de regarder en arrière et de rester ancré sur le passé, c'est se projeter. Dans le domaine du poids, c'est accepter... d'avoir des « poignées d'amour ». Cela empêche-t-il de vivre, d'aimer, d'être aimé ?

De plus, la chirurgie plastique peut aider à gommer quelques disgrâces *(voir chap. 18)*.

Deuxième partie

POUR UNE ALIMENTATION ÉQUILIBRÉE

7

DÉCOUVREZ-VOUS

Tenez un carnet

Mon premier conseil, si vous souhaitez maigrir, que vous ayez ou non un trouble du comportement alimentaire, est de tenir un carnet pendant une semaine à l'instar de celui que je demande à mes patients de remplir. Une semaine, pas plus, afin que cela ne tourne pas à l'obsession. Outre la nourriture, je vous propose de noter aussi votre activité physique et votre emploi du temps. Je suis certain que la lecture de ce carnet vous étonnera.

Quand je montre le semainier alimentaire à mes patients, la plupart me disent : « Ce n'est pas la peine, docteur, je peux tout vous dire maintenant. Je me souviens de tout. » Ils se trompent : 80 % des gens sous-évaluent leur prise alimentaire. Car il est impossible de se rappeler tous ses repas, collations et petits à-côtés, pendant huit jours. Nous n'avons pas cette mémoire, à moins d'être complètement obsessionnel et de manger de façon stéréotypée. Or, il y a toujours quelque chose de différent, même de façon minime, d'un jour à l'autre.

LE SEMAINIER ALIMENTAIRE

Indiquez la composition, les heures et la durée des repas

LUNDI	MARDI	MERCREDI	JEUDI	VENDREDI	SAMEDI	DIMANCHE
Petit déjeuner	Petit déjeuner	Petit déjeuner	Petit déjeuner	Petit déjeuner	Petit déjeuner	Petit déjeuner
Déjeuner	Déjeuner	Déjeuner	Déjeuner	Déjeuner	Déjeuner	Déjeuner
Collation	Collation	Collation	Collation	Collation	Collation	Collation
Dîner	Dîner	Dîner	Dîner	Dîner	Dîner	Dîner

Indiquez la composition des repas, la quantité des aliments, leur mode de cuisson, le mode de fabrication des sauces, la teneur en gras des fromages et des yaourts (citez leur marque), les boissons (eau, vin blanc, vin rouge, apéritif...).

N'oubliez pas les « petits riens » : les cacahuètes (combien ?) dégustées avec l'apéritif, la petite noisette chocolatée qui accompagnait le café, les deux petits-beurre offerts par un collègue en plein après-midi, le thé sucré ou le Coca, pas *light*, achetés au distributeur de la cafétéria...

Ces « petits riens » provoquent un décalage journalier d'au moins 50 calories. Au bout de quatre ans, ces 50 calories peuvent faire prendre 10 kg de masse grasse. On peut grossir très vite, même sans faire d'excès.

Interrogez-vous sur votre comportement alimentaire. Est-ce que vous mangez trop vite ? Est-ce que vous mâchez ? Est-ce que vous mangez devant la télévision ? Combien de temps durent vos repas ? Si vous craquez, indiquez sur quels aliments et dans quelles conditions. Où avez-vous plongé : chez vous, dans la rue, chez des amis ? Comment : en regardant la télévision, en lisant un journal, seul(e), en compagnie ? Si oui, avec qui ? Pourquoi avez-vous plongé ? Et après, quels étaient vos sentiments : tristesse, honte, culpabilité... ? Avez-vous été capable de vous retenir ? Et, si oui, comment ? Est-ce un coup de téléphone à un(e) ami(e), la télévision ou une promenade qui vous ont distrait(e) de votre envie ?

Une semaine suffit pour connaître les grandes tendances de votre alimentation et de votre comportement alimentaire. Vous verrez si votre alimentation est raisonnable ou débridée. Vous prendrez conscience de vos erreurs nutritionnelles. Non pas les erreurs d'une journée, mais les erreurs récurrentes. Les extras occasionnels ne sont pas des erreurs. Nous en faisons tous, ils font partie de la vie. Un extra important, pendant un repas, n'est pas grave, dès lors que vous ne sautez pas le repas suivant et que vous revenez à une régularité. Mais des extras quotidiens (des frites tous les midis, ou une tablette de chocolat tous les soirs) agissent forcément sur le poids.

Vous découvrirez vos habitudes alimentaires. Par exemple, que vous craquez quand vous êtes triste, ou angoissé(e), ou après une discussion un peu vive, ou à cause d'un stress professionnel... Que vous grignotez forcément quand vous êtes seul(e), ou toujours dans la même pièce, ou presque toujours à la même heure, ou en attendant les enfants, ou en préparant la cuisine, ou vers 23 heures, ou plus tard encore... Vous vous apercevrez, avec étonnement, que vous « gommiez » vos virées nocturnes dans la cuisine. Une fois celles-ci supprimées, vous avez toutes les chances de commencer à maigrir. Toute nourriture prise tard le soir ou en pleine nuit est davantage stockée. Quelques carrés de chocolat, quelques biscuits, un yaourt sucré vous semblent si peu, pourtant le tour est joué.

Demandez-vous quelle peut être la cause de ces fringales nocturnes. Le stress ? Mais pourquoi ce stress ? L'angoisse ? Mais pourquoi cette angoisse ? Si vous pouvez apporter une réponse, vous y réfléchirez, vous approfondirez : et peut-être arriverez-vous à dépasser le stress et l'angoisse, du moins à les diminuer ? Nommer les choses, les écrire noir sur blanc, c'est les visualiser. Cela sert souvent à régulariser ses travers, à s'en dégager. Un exemple : si vous remarquez que vous grignotez dès que vous allumez la télévision, évitez d'emporter de la nourriture devant le petit écran. Ou alors, choisissez-la avec soin.

Vous jugerez si vous pouvez régler votre problème seul(e), ou si vous avez besoin, ou envie, d'en parler à votre médecin, à une diététicienne, à un nutritionniste, à un psychologue.

Faites la même enquête avec l'activité physique. Tout comme on oublie vite ce que l'on mange, on oublie vite chaque exercice physique. Encore plus, peut-être. Notez tout avec précision.

Avez-vous marché suffisamment aujourd'hui ? Avez-vous pris les escaliers ou l'ascenseur ? Êtes-vous descendu(e) une station de métro plus tôt, comme vous vous l'étiez promis ? Combien de temps avez-vous promené le chien, ou fait du vélo d'appartement ? Avez-vous été à la piscine ? Si oui, combien de longueurs avez-vous faites ? Combien de temps êtes-vous resté(e) devant la télévision ? Vous verrez ainsi si, oui ou non, vous avez été trop sédentaire. Vous verrez si la situation mérite d'être rectifiée. Je suis à peu près certain... que oui.

Vous pouvez aussi relater votre emploi du temps, l'heure du lever, du coucher, le nombre d'heures de transport par jour, vos heures de travail, le temps de la pause à midi... Avez-vous eu un peu de temps pour vous ? Un simple organigramme. Vous vous apercevrez, par exemple, que tel jour, ou plusieurs fois dans la semaine, vous avez sauté le déjeuner. Vous n'y avez pas fait attention mais, en l'écrivant, vous le réalisez.

Tous ces détails ont leur importance. À partir de là, vous réfléchirez aussi à votre mode de vie. Qui sait : peut-être pourrez-vous améliorer certains aspects de votre existence, et cela contribuera-t-il à vous apaiser et à agir sur votre comportement alimentaire ?

Vous pouvez, comme je le fais avec mes patients, retracer l'histoire de votre poids, la mettre en parallèle avec les grands événements de votre vie : deuils, déménagements, changements professionnels, mariage, accouchements, etc. Aidez-vous de photos pour ce retour sur le passé. On est souvent étonné de se revoir, on se redécouvre.

Là encore, vous apprendrez beaucoup. Vous vous apercevrez, parfois avec étonnement, que des événements vous ont marqué(e), plus que vous ne le pensiez, et que certains se sont traduits par une prise de poids ou, en tout cas, par une fluctuation. Ne négligez rien : ni votre poids à votre naissance, ni votre grand-mère qui vous poussait à manger parce qu'elle vous trouvait trop maigre, ni les surnoms que l'on vous donnait à l'école — « grosse bouboule » ou, au contraire, « grande asperge trop maigre ».

Ce peut être joyeux ou douloureux de se replonger dans son passé, mais c'est toujours plein d'enseignements.

Le saviez-vous ?
• Même si vous avez de la cellulite, il faut boire de l'eau.
• 10 g de beurre = 1 cuillerée à soupe d'huile
                  = 2 cuillerées à soupe de crème fraîche.
• 4 yaourts = 100 g de viande
             = 2 œufs
             = 2 tranches de jambon
             = 1/2 L de lait.
• L'huile fait autant grossir que le beurre.
• La margarine fait autant grossir que le beurre.
• Le café bouilli est plus riche en graisses que le café filtré. Le filtre retient la graisse du café.
• Le chocolat *light* est quasiment aussi calorique que le chocolat normal.
• Les laitages à 5 % de matières grasses sont pratiquement aussi caloriques que le fromage blanc à 40 % de MG. Le pourcentage de MG tient compte de l'eau et du gras. L'eau une fois enlevée, il ne reste que 8 % de MG.
• L'huile de colza n'est pas cancérigène.
• Un enfant obèse pris en charge avant la puberté a plus de chances de redevenir définitivement mince.
• Plus un enfant passe de temps devant la télévision, plus il risque de devenir obèse.

8

« MAIS QUE MANGER, DOCTEUR ? »

« Docteur, quand est-ce que je vais, de nouveau, manger normalement ? »

Jc regarde ma patiente. Je n'en reviens pas. Au bout de deux ans, elle a réussi à équilibrer son alimentation, et à maigrir régulièrement. Et elle me pose cette question ! Manifestement, mon message n'est pas passé.

Je lui demande ce qu'elle entend par « manger normalement ».

« C'est manger des plats en sauce, c'est manger comme tout le monde. »

Je suis découragé. Deux ans de perdus ? Un silence, puis :

« Je n'ai pas osé vous le dire avant, mais je fais trois services par jour. Un pour mes enfants, un pour mon mari, et un pour moi. Mon mari m'a dit qu'il en avait assez de mes bêtises. Du coup, je me suis mise à manger normalement. » Des bêtises... Alors que c'est juste du bon sens.

Notre organisme a besoin de 55 % de glucides, de 30 % de lipides, et de 15 % de protéines pour bien « fonctionner ». Si je me permets de dire, rapidement, à quoi ils correspondent, c'est que je me suis souvent aperçu que mes patients les confondent.

Les *glucides* apportent du sucre *(voir tableau ci-contre)*. On distingue les glucides simples (à tort appelés « rapides ») des glucides complexes (à tort appelés « lents »). Les *glucides simples* (sucre des pâtisseries, des fruits, du lait...) sont rapidement assimilés par l'organisme.

Les *glucides complexes* (féculents, pain...) plus lentement. Ce sont les nutriments de nombreux tissus, notamment des cellules cérébrales et musculaires.

Les *lipides* (les graisses) sont les réserves énergétiques des cellules. D'origine animale ou végétale, ils sont visibles (huile, margarine, beurre, lard, crème fraîche...) ou cachés (avocat, oléagineux, viande, produits de la pêche, fromage, pâtisseries, gâteaux fourrés, jaune d'œuf...). Ils participent notamment à la structure du système nerveux.

Les *protéines* (acides aminés) sont contenues dans les produits de boucherie, de charcuterie, les produits de la pêche, les céréales complètes (qui sont des protéines végétales, moins bien absorbées), les œufs et les laitages. Ce sont les constituants de tous les tissus (muscles, peau, etc.). Elles contribuent aux défenses immunitaires (anticorps).

Aucun aliment n'est parfait. Aucun ne rassemble tout ce dont notre organisme a besoin. C'est pourquoi manger de tout est le seul moyen de lui apporter tous les éléments nutritifs indispensables à son bon fonctionnement.

Les calories, maintenant. Je ne vous demande pas de les comptabiliser. Cela me paraît surréaliste et ne tient pas compte de la réalité d'aujourd'hui. Je dis simplement que l'être humain est obligé d'en absorber un certain nombre, chaque jour, comme il est obligé de mettre un certain nombre de litres d'essence dans le réservoir de sa voiture. La calorie est l'unité énergétique des aliments. L'eau est le seul élément qui ne soit pas calorique. Les calories sont métabolisées, c'est-à-dire transformées par l'organisme pour fournir de l'énergie. Cette énergie nous permet d'être en vie.

Les glucides

Les glucides comprennent :

a) les glucides complexes (ex-glucides lents), dont les féculents font partie ;

b) les glucides simples (ex-glucides rapides).

On classe les glucides en 3 groupes principaux :

• *Les sucres*

a) les monosaccharides (1 seule molécule) : le glucose, le galactose et le fructose ;

b) les disaccharides (2 molécules) : le saccharose, le lactose et les polyols (le sorbitol, le xylitol).

• *Les oligosaccharides*

La malto-dextrine, les fructo-oligosaccharides.

• *Les polysaccharides*

L'amylose, les amidons modifiés, la cellulose, les pectines...

Sur les étiquettes alimentaires et d'après les normes CEE, le terme *glucide* concerne tous les glucides métabolisés par l'homme, y compris les polyols (dont le sorbitol, fréquent dans les chewing-gums).

Mais la dénomination *sucres* s'applique aux monosaccharides et disaccharides, et non pas aux polyols (d'où l'astuce des chewing-gums ou bonbons prétendument sans sucre !). Et seul le saccharose se voit nommé *sucre*.

Le besoin en calories varie avec l'individu, ses habitudes alimentaires, sa sédentarité, son état général. Plus on est musclé, plus la dépense énergétique de repos est élevée, et plus on brûle de calories. Les coureurs du Tour de France en brûlent environ six mille au repos, et de six à dix mille en pleine action.

Les femmes ont besoin d'environ 1 800 calories par jour, les hommes de 2 000 à 2 200.

1 g de glucides = 4 calories

1 g de protéines = 4 calories

1 g de lipides = 9 calories

Ces chiffres suffisent à montrer combien il est important de faire la chasse aux matières grasses.

Le petit déjeuner

Il est bon de débuter la journée avec quelque chose « dans le ventre ».

Avec du café, du thé (avec ou sans lait), un yaourt à 0 % aux fruits, ou nature au lait entier, un jus de fruits frais, deux ou trois tartines de pain beurrées, ou des céréales non enrichies en miel ou en chocolat... la journée commence bien. Vous avez là un repas équilibré, avec glucides, lipides et protéines.

Si, vraiment, vous n'avez pas faim au lever, ne vous forcez pas. Contentez-vous de boire. Vous mangerez, dans la matinée, un yaourt avec deux ou trois gâteaux secs, ou vous attendrez midi. Mais attention au « coup de barre » de 11 heures du matin. Il en fait craquer plus d'un (et plus d'une) sur des petits pains au chocolat ou autre aliment hypercalorique.

Le déjeuner

Il doit vous « tenir au corps ». Pensez à la quantité, à la qualité et à la diversité. Un repas équilibré se décline habituellement en trois temps : une entrée, un plat principal et un dessert. Et non pas un sandwich-mayonnaise ou un plat unique, selon la mode allemande. Un plat trop souvent chargé en graisse, dans lequel on puise généreusement car il n'y a rien d'autre à manger.

Commencez par des crudités. Si vous êtes un(e) petit(e) mangeur(euse) ou si vous n'avez pas trop faim, sautez l'entrée ou le dessert, selon que vous préférez le salé ou le sucré. Réservez-vous pour ce qui vous fait plaisir.

Ensuite, passez aux protéines (entre deux et quatre œufs par semaine, si vous avez du cholestérol). Si vous aimez le poisson, tant mieux. Il a un intérêt nutritionnel majeur. Même le plus gras équivaut à de la viande maigre et, en plus, il fait baisser les triglycérides (les graisses stockées). En consommer trois ou quatre fois par semaine, c'est parfait.

Utilisez le moins de graisses possible pour la préparation des aliments. Graissez le fond de la poêle ou de la cocotte, et essuyez avec un papier essuie-tout.

Accompagnez les protéines de légumes verts et de féculents (appelés classiquement « sucres lents »). Oui, des féculents ! Les sucres complexes (pommes de terre, pâtes, riz, pain...) sont indispensables, et ils ne font pas grossir, à moins que vous ne les recouvriez de crème ou de fromage. Il est même prouvé que l'absence totale de féculents conduit toujours à une reprise de poids. De toutes les façons, un repas sans féculents, surtout au déjeuner, vous expose rapidement à la faim. À défaut, mangez du pain. Une poignée de petits légumes ne suffit pas à tenir jusqu'au dîner. À moins d'une collation au milieu de l'après-midi. Mais la majorité des gens n'ont, malheureusement, pas la possibilité de goûter.

Si vous avez très faim, servez-vous copieusement de salade, de crudités, de légumes verts. N'hésitez pas à manger... un kilo de ratatouille (mais attention à l'huile) ! Si vous avez été habitué(e) à engouffrer de grosses platées, il est vain de vous recommander deux carottes-Vichy et un pois chiche. Cela ne marchera jamais. Le volume vous rassure, vous en avez besoin. Dans ce cas, privilégiez certains types de volumes moins dangereux que d'autres. Des haricots verts et des pommes de terre (contrôlez la matière grasse qui les accompagne), plutôt qu'un morceau de fromage ou de quatre-quarts breton.

Si vous avez tendance à trop manger, je vous conseille de boire de grands verres d'eau avant de passer à table, ou de commencer votre repas avec de la soupe. L'eau et la soupe procurent une sensation de satiété.

Je conseille aussi d'utiliser des assiettes plus petites. Des assiettes à dessert, par exemple. Les quantités sont ainsi automatiquement réduites, et cela vaut mieux que de s'interdire tel ou tel aliment. C'est plus facile à respecter. Manger des frites ? D'accord, mais (de temps en temps) dans une petite assiette. Vous reprendrez peu de frites et les accompagnerez de légumes verts.

Puis prenez de la salade *ou* du fromage. Les deux dans un même repas, c'est trop de matières grasses. Pour la même raison, choisissez fromage *ou* dessert.

Pour le dessert, vous avez le choix : un fruit, une salade de fruits, un fromage blanc de 0 à 40 % de matières grasses. Une fois l'eau déduite, ces 40 % reviennent à 8 %. N'hésitez pas à déguster une tarte aux fruits, faite maison, deux fois par semaine. En revanche, évitez crème anglaise, nappage au caramel, gâteaux enrichis en caramel... Et, si vous prenez du café, vous pouvez même vous permettre un carré de chocolat.

Le goûter

Pourquoi seuls les enfants en profiteraient-ils ? Pour les adultes aussi, une collation, bien composée, est une saine habitude. Elle aide à mieux répartir les apports alimentaires sur la journée, à moins grignoter et à dîner plus léger. Que vous soyez au bureau ou chez vous, vous pouvez prendre trois petits-beurre, plus un fromage blanc, plus deux clémentines, plus un café ou un thé. Ou encore : un morceau de pain avec trois carrés de chocolat, noir de préférence.

Des études récentes montrent que les personnes qui prennent régulièrement une collation ont une alimentation mieux structurée... et sont plus minces que celles qui s'en abstiennent.

Le dîner

Le dîner ressemble au déjeuner, en un peu plus léger : vous prendrez éventuellement une soupe, mais surtout des protéines et des légumes verts, si vous avez eu des féculents au déjeuner.

Essayez de dîner tôt. Votre organisme aura le temps de brûler les calories avant le coucher. Pour cette même raison, évitez, si possible, les féculents.

Pour un apport énergétique comparable (500 calories[1])

« Pas le temps... »

Nom de l'aliment	Poids de la portion (g)	Énergie (Kcal)	Glucides (g)	Lipides (g)	Protides[2] (g)	% de l'apport énergétique total
Lait chocolaté (150 ml)	150	129	21	2	4,5	25,8
Biscuits fourrés au chocolat	75	370	45,3	18	5,5	74,2
Total	225	499	66,3	20	10	100

« Un bon petit déjeuner... »

Nom de l'aliment	Poids de la portion (g)	Énergie (Kcal)	Glucides (g)	Lipides (g)	Protides (g)	% de l'apport énergétique total
Kiwi (2)	140	66	13,9	0,8	1,5	13
Café + sucre	5	20	5	0	0	4
Baguette	75	203	42	0,75	6	40
Confiture	30	79	20,5	0	0,15[2]	15,5
Fromage blanc	150	120	5,4	5,1	12,45	23,6
1 cuillère à café de sucre	5	20	5	0	0	3,9
Total	405	508	91,8	6,65	20,1	100

---

1. Ces exemples de menus pour une journée couvrent un apport énergétique de 2 000 calories — ce qui est conseillé pour un homme ou une femme très actifs.

2. Ou protéines. On parle indifféremment de protides ou de protéines.

Pour un apport énergétique comparable (600 calories)

« J'ai bien mangé... »

Nom de l'aliment	Poids de la portion (g)	Énergie (Kcal)	Glucides (g)	Lipides (g)	Protides (g)	% de l'apport énergétique total
Carottes râpées + 1 cuillère à soupe d'huile	107,25	96	6,6	7,54	0,8	17,7
Steak de bœuf grillé	100	148	0	4	28	27,3
Pommes de terre	150	121,5	27	0,15	2,25	22,4
Haricots verts	150	36	7	0,3	3,5	6,7
Yaourt nature (lait 1/2 écrémé)	125	55	6	1,4	5,5	10,2
1 cuillère à café de sucre	5	20	5	0	0	12
1 cuillère à soupe de matières grasses	7,25	65	0	7,24	0	12
Total	644,5	541,5	51,6	20,63	40,05	100

« Je n'ai pas beaucoup mangé... »

Nom de l'aliment	Poids de la portion (g)	Énergie (Kcal)	Glucides (g)	Lipides (g)	Protides (g)	% de l'apport énergétique total
Quiche lorraine	150	539	28	39	17,5	89
Soda au cola (150 ml)	150	67	17	0	0	11
Total	300	606	45	39	17,5	100

Pour un apport énergétique comparable (300 calories)

« Un goûter prévu... »

Nom de l'aliment	Poids de la portion (g)	Énergie (Kcal)	Glucides (g)	Lipides (g)	Protides (g)	% de l'apport énergétique total
Orange	150	63	13	0,3	1,5	19,5
Fromage blanc	200	160	7,2	6,8	16,6	49,5
1 cuillère à café de sucre	5	20	5	0	0	6,2
1 barre de chocolat noir	15	80	8,5	4,2	0,7	24,8
Total	370	323	33,7	11,3	18,8	100

« Un grignotage sur le pouce... »

Nom de l'aliment	Poids de la portion (g)	Énergie (Kcal)	Glucides (g)	Lipides (g)	Protides (g)	% de l'apport énergétique total
Barre chocolatée	60	265	40,5	10,5	2	100

Pour un apport énergétique comparable (600 calories)

« Je n'ai pas beaucoup mangé... »

Nom de l'aliment	Poids de la portion (g)	Énergie (Kcal)	Glu-cides (g)	Lipides (g)	Protides (g)	% de l'apport énergé-tique total
Pain blanc (2 tartines)	50	135	28	0,5	4	21,6
Emmenthal	30	113	0	8,5	9	18
Roquefort	30	111	0	10	5,5	17,8
Camembert	30	85	0	6,5	6,5	13,6
Crème au chocolat	125	181	26	6	6	29
Total	265	625	54	31,5	31	100

« J'ai bien mangé... »

Nom de l'aliment	Poids de la portion (g)	Énergie (Kcal)	Glu-cides (g)	Lipides (g)	Protides (g)	% de l'apport énergé-tique total
Tomates + 1 cuillère à soupe d'huile	107,25	84	3,5	7,54	0,8	14,3
Filet de cabillaud	100	97	0	1	22	16,5
Sauce crème fraîche (15 % MG) + ciboulette	30	49	0,9	4,5	0,6	8,4
Riz blanc	150	178,5	39,5	0,3	3,5	30,5
Haricots verts	150	36	7	0,3	3,5	6,2
1 cuillère à soupe de matières grasses	7,25	65	0	7,24	0	11,1
Salade de fruits frais	150	77,2	16	0,8	1,5	
Total	694,5	586,7	66,9	21,7	31,9	100

« Mais, docteur, si je mange tout ça, je vais devenir obèse... ! » Réaction classique. Pas du tout. Au contraire, même. Ces repas sont valables pour ceux qui veulent maigrir ou stabiliser leur poids. Les kilos superflus ne résistent pas à une discipline nutritionnelle. Ces repas sont même recommandés aux diabétiques. Une tarte deux fois par semaine, c'était impensable il y a dix ans. Mais les médecins ont pris en compte l'importance du plaisir gustatif et de la convivialité.

Si, aujourd'hui, près de 40 % des Français adultes sont en surpoids ou en obésité et 17 % des enfants en obésité, c'est parce que leur alimentation n'est pas équilibrée. Les besoins de leur organisme (les proportions nécessaires de glucides, de lipides et de protéines) ne sont pas respectés.

Les jeunes filles écartent en premier de leur alimentation les glucides, persuadées, à tort, qu'ils font grossir. Or le cerveau reconnaît rapidement la saveur sucrée, et le seuil de tolérance est vite atteint. L'organisme assimile très bien le sucre, il en brûle l'excédent. Les réserves de sucre étant très limitées, il faut les renouveler quotidiennement. Des études montrent une relation inverse entre l'adiposité et la consommation de glucides. Autrement dit, plus on consomme les bons glucides (pas n'importe lesquels !), moins on est gras. Les experts, dans leur ensemble, recommandent la consommation d'aliments glucidiques qui ont une combustion lente et un index glycémique faible (dont les féculents). Ils recommandent aussi les fruits, les légumes (polysaccharides) et les céréales complètes.

La grande règle nutritionnelle applicable aux glucides est la diversité (le mélange des genres est préférable à tout).

Choix des aliments	
conseillés	**déconseillés**
PRODUITS LAITIERS	
Lait écrémé ou en poudre, concentré *Yaourts nature*, nature à boire, aux fruits édulcorés à l'aspartam *Fromage blanc* : 0 à 20 % de MG, nature ou aux fruits édulcorés à l'aspartam *Petits-suisses* : 40 % de MG maximum *Fromages* : tous ceux à – 50 % et tous les fromages allégés.	*Lait entier* liquide, en poudre, concentré, concentré sucré, aromatisé, gélifié *Crèmes dessert* *Yaourts* : aromatisés, aux fruits *Fromage blanc* : à + de 20 % de MG, aromatisé, aux fruits, *Petits-suisses* : à 60 % de MG, aromatisés, aux fruits
ŒUFS : tous	
VIANDES	
Choisir les morceaux les plus maigres *Bœuf* : filet, faux-filet, onglet, bavette, rumsteck, pot-au-feu dégraissé, steack haché frais ou surgelé (5 à 10 % de MG) *Veau* : côtelette, cuisseau (noix, épaule...) *Porc* : filet, carré, côte, épaule, jambon blanc *Agneau* : gigot, côtelette, filet, épaule *Volaille* : poulet, poule, dinde, dindonneau, pintade, magret de canard *Lapin* *Gibier* : lièvre, chevreuil, faisan *Abats* : cervelle, cœur, foie, ris, langue, rognon	*Tous les morceaux gras* des viandes de porc, mouton, agneau *Charcuteries et salaisons* : saucisson, pâté, saucisse, rillettes, boudin, galantine, andouillette, lard, pied de porc, jambon de pays *Mouton* *Oie*
POISSONS	
Tous les poissons frais, surgelés, en conserve au naturel, fumés, salés, séchés *Crustacés* : coquillages, mollusques	*Tous les poissons* en conserve à l'huile, panés, préparations du traiteur
LÉGUMES	
Légumes verts frais, en conserve, surgelés, sous vide non cuisinés (crudités)	*Potages* déshydratés ou en boîte

Choix des aliments	
conseillés	**déconseillés**
FARINES, CÉRÉALES...	
Pain (ou biscottes) grillé, de seigle, au son *Farine,* Maïzena, tapioca, semoule, fécule *Céréales sans sucre* (type corn flakes) *Pâtes, riz* (nature), pommes de terre fraîches, sous vide, en flocons *Légumes secs* : lentilles, haricots, pois chiches	*Viennoiseries* *Pâtisseries* du commerce, biscuits, pâtes feuilletée, brisée, sablée *Céréales sucrées* *Biscuits fourrés* *Chips*
FRUITS	
Fruits frais : tous, en conserve au naturel, surgelés, compotes fraîches ou en conserve sans sucre *Fruits* au sirop sans sucre	*Fruits en conserve,* compotes du commerce sucrées *Fruits secs* : banane, datte, figue, raisin *Marron, châtaigne* *Fruits oléagineux* : noix, amande, noisette, cacahuète, avocat, olive
SUCRES	
Édulcorants de synthèse : type aspartam	*Sucre,* miel, chocolat, confiture, bonbons, pâtisseries du commerce, jus de fruits sucrés
MATIÈRES GRASSES	
Toutes les huiles en fonction de la prescription *Beurre allégé* *Crème fraîche allégée* *Margarine* au tournesol ou au maïs, plus ou moins allégée	*Saindoux, lard,* graisse d'oie Végétaline, margarine ordinaire
BOISSONS	
Eaux minérales et gazeuses, nature ou aromatisées *Jus de fruits* sans sucre (en équivalence avec les fruits) *Thé, café, tisanes*	*Boissons alcoolisées* : apéritifs, digestifs, champagne, alcools forts, liqueurs, cidre, vin, bière *Boissons sucrées* : sodas, limonades

Les Français, surtout les jeunes, se rattrapent sur les graisses. Or un excès de lipides fait grossir et génère du cholestérol, donc un risque de maladies cardio-vasculaires. Beaucoup de mes patients à qui je demande s'ils mangent gras me répondent : « Non, je n'aime pas ça et, en plus, je sais que c'est mauvais pour la santé. » En discutant davantage, je découvre qu'ils mangent du fromage, de la nourriture panée, des gâteaux, des sandwichs au pâté... Pour eux, le gras, c'est la mayonnaise, l'huile ou le beurre apparents. Ils réalisent mal qu'il existe des graisses cachées.

Il est très facile de manger du gras sans s'en apercevoir. Le cerveau ne le « reconnaît » pas. On peut en ingurgiter une quantité impressionnante, avant que l'information n'arrive au cerveau et que celui-ci dise : « Stop. » Pendant ce temps, l'organisme a amassé et stocké. La saveur grasse écœure moins que la saveur sucrée. Le palais se réjouit, c'est onctueux, doux, cela fond dans la bouche. Les industriels en profitent, et en mettent, plus que de raison, dans l'alimentation.

Mais pire que tout est le mélange glucido-lipidique : sucre et graisses. Or les Français en usent et en abusent, notamment les adolescents qui ne résistent pas aux barres chocolatées, aux crèmes glacées et aux pâtisseries du genre viennoiseries.

Les produits bourrés de sucre et de matières grasses sont une calamité alimentaire. L'organisme commence toujours par brûler (par éliminer) les calories protidiques, avant de s'occuper des calories glucidiques et, pour finir, des calories lipidiques.

Face à des sucres et du gras, il élimine en premier les sucres : si vous prenez une boisson sucrée (ou un gâteau) et du gras, l'organisme se débarrasse « préférentiellement » du sucre. Il s'occupera ensuite du gras. En attendant, il le stocke. Le sucre accentue donc le stockage des graisses.

L'être humain a besoin, quotidiennement, d'environ 1 g de protéines par kilo de poids, soit 60 g de protéines pour 60 kg, par voie alimentaire *(voir tableau p. 100)*, soit 2 steaks, 4 produits laitiers, des protéines végétales (présentes dans les légumes, les céréales et même un peu dans les fruits et le pain).

L'organisme n'ayant pas de réserves de protéines, vous devez les renouveler quotidiennement.

Les Français mangent suffisamment de protéines, sauf dans les familles défavorisées, qui n'ont pas les moyens d'acheter régulièrement du poisson, frais ou surgelé, de la viande, mais aussi des fruits et des légumes. Il y a, d'ailleurs, corrélation entre niveau social et surpoids : ce sont dans les régions les plus pauvres que l'on dénombre le plus de personnes en surpoids.

Pour avoir un apport protéiné quotidien satisfaisant avec un modeste budget, je conseille de privilégier les protéines végétales, moins coûteuses (comme les lentilles), les protéines maigres (comme le jambon et la volaille), les gâteaux secs, plus diététiques (et souvent moins chers) que les gâteaux fourrés, les yaourts moins sophistiqués...

Diversifier la nourriture au maximum est l'une des bases d'une alimentation saine. C'est la seule façon d'éviter la monotonie dont se plaignent beaucoup de mes patients. Certains sautent même leur petit déjeuner, ils ne le trouvent pas assez attrayant ! Chez eux, ils n'ont plus le temps d'être créatifs. Mais, surtout, les mauvaises habitudes gagnent du terrain. Alors que nous avons la chance de vivre dans un pays aux traditions culinaires nombreuses et variées, les Français consomment de moins en moins de produits premiers et de plus en plus de produits manufacturés. Leur goût s'uniformise, se mondialise, se globalise, pour reprendre des expressions à la mode. Ils ont tendance à adopter le style américain. Dommage ! À mon sens, les États-Unis n'ont pas de culture culinaire. Légumes verts et fruits sont hors de prix, et n'entrent pas dans les habitudes. Les supermarchés débordent essentiellement de préparations chimiques et de combinaisons alimentaires en tout genre, avec des produits prétendument enrichis en vitamines...

En résumé, pour un bon équilibre quotidien
• 1 produit laitier à chacun des 3 repas, plus 1 lors de la collation, si vous en prenez une.
• 1 viande ou l'un de ses équivalents, au moins 2 fois par jour.
• 1 légume vert cuit à volonté, en alternance ou en complément avec le féculent.
• 1 crudité ou 1 soupe de légumes (faite maison) à chaque repas.
• Du pain à chaque repas (sauf en cas de féculent).
• Des matières grasses variées au cours d'une même journée (huile, beurre, margarine, crème fraîche), consommées crues, ajoutées à la fin de la cuisson.
• De l'eau à volonté.
• Une sucrerie de temps en temps. Par exemple, 2 ou 3 carrés de chocolat par jour (noir de préférence, action anti-dépressive).

L'équilibre alimentaire ne se fait pas sur 1 seul repas, ni même sur 1 journée, mais au moins à l'échelle de 1 semaine. Autrement dit, ne craignez ni les excès gourmands ni les invitations. À tout âge, ils font partie des plaisirs de la vie.

Ne craignez pas de manger au restaurant ou chez des amis

Si vous avez compris la nécessité de respecter la proportion de glucides, lipides et protéines, vous mangerez sans dommages.

Évitez de fatales erreurs, comme de vous jeter sur les cacahuètes. Qui ne connaît pas la spirale infernale ? On prend une cacahuète, ou une noix de cajou, ou une amande, et on les dévore jusqu'à la dernière. Le geste est quasi automatique, on ne pense même pas à ce que l'on porte à sa bouche. Oubliez ces produits. Oubliez même qu'ils existent, ils sont trop gras. Privilégiez les tomates-cerises ou les choux-fleurs, avec une sauce allégée, et même les petits fromages en cubes. Il est simple de dire « non » à l'apéritif : en prétextant, par exemple, la prise de médicaments (comme les anxiolytiques) incompatibles avec l'alcool. Plus simple, encore, est de dire que l'alcool vous est interdit, sans donner davantage d'explications.

Chez des amis, il est plus facile de refuser l'apéritif que le plat ou le dessert, quand on sait le temps qu'il a fallu pour les préparer. Dire « non » au fromage est admis. Mais il est délicat d'accepter le fromage et de renoncer au dessert, pour les raisons que je viens d'indiquer.

Connaissez-vous la tactique du verre toujours vide et du verre toujours plein ? Le vide est le verre d'eau. Essayez de garder le verre de vin rempli le plus longtemps possible. À la fin du repas, vous aurez bu beaucoup d'eau, et peu de vin.

Si les portions sont copieuses, n'hésitez pas à laisser des restes (il faut apprendre), et à dire : « C'est vraiment délicieux, mais je n'arrive pas à finir, tellement vous m'avez servi(e). » Si vous commencez à rechigner et à parler régime, vous risquez de « casser » l'ambiance, et les autres invités se feront un malin plaisir de vous faire céder. Tout le monde a son idée sur le régime qu'il vous faut, ou qu'il faut faire ! Cela dit, se restreindre, lorsque vous êtes invité(e), n'est pas forcément une bonne idée. L'équilibre alimentaire est une démarche de longue haleine.

Si vous êtes invité(e)...
• Ne refusez pas l'invitation. Vous avez beau vous rééduquer du point de vue alimentaire, vous êtes normal(e).
• Mangez de tout. Mangez de tout... en petite quantité.
• Le verre de vin reste rempli, le verre d'eau toujours vide.
• Évitez le fromage.
• Prenez le dessert.
• Ne parlez pas de régime. Chacun a son idée, qui n'est pas forcément la vôtre !

Le moindre café, le moindre restaurant offre généralement plusieurs plats. Vous pouvez commander un steak, une escalope, ou du poisson. Et au lieu de commander le féculent à risques, parce qu'il baigne souvent dans la graisse, prenez des haricots verts. Il y en a toujours. Si vous n'avez pas envie de haricots verts, demandez moitié légumes verts, moitié féculents : les restaurateurs l'acceptent. Certains servent aussi, à la demande, leurs plats avec la sauce à part.

Quand les plats arrivent sur la table, ne vous précipitez pas. Prenez votre temps. Regardez, respirez les odeurs : vous le faites bien avec le vin.

Mâcher est une priorité

La majorité des gens l'oublient. Si vous en avez perdu l'habitude, reprenez-la. Toute rééducation alimentaire passe par l'adoption d'un certain nombre de comportements. Mâcher est l'un de ceux qui vous aideront à manger raisonnablement et à maigrir. Sentir que l'on a quelque chose à se mettre « sous la dent » est psychologiquement essentiel pour ne pas s'exposer à des fringales.

Une étude américaine a démontré l'importance de la mastication. Deux groupes de patients ont mangé de façon identique, durant plusieurs semaines. L'un prenait le temps de mâcher, selon la consigne qui lui avait été donnée. L'autre n'avait reçu aucune consigne particulière. À la fin de l'expérience, les membres du premier groupe avaient maigri, les autres non, et sans que l'on ait changé le contenu de l'assiette.

Mâcher est la seule façon de donner à l'estomac le temps d'établir un dialogue avec le cerveau. Il faut, en effet, vingt minutes pour que l'estomac informe le cerveau qu'on le remplit. Manger trop vite conduit à trop manger. L'organisme s'aperçoit trop tard que la quantité de nourriture a dépassé ses besoins. Il suffit de mâcher, de prendre le temps, et vous aurez besoin d'un volume moindre. Avec l'expérience, votre organisme apprendra, inconsciemment, le taux calorique des aliments. Il intégrera tous les nouveaux messages sensoriels. La perte de poids suivra.

Installez-vous à table pour vos repas

Les Français, heureusement, sont encore attachés aux repas traditionnels. Car, bien assis, on prête davantage attention à son assiette. Plus de 70 % des Français estiment que le dîner se doit d'être familial. Il est également très bien que dure cette tradition du déjeuner, pendant des pauses assez longues : quarante-cinq minutes environ. C'est un espoir pour nous, nutritionnistes. Les Américains, eux, mangent souvent chacun dans leur coin, devant leur télévision personnelle (il y a plusieurs postes par foyer), dans leur voiture, dans la rue, partout. Dans quantité d'entreprises en Europe et aux États-Unis, on déjeune sur le lieu de travail, à la va-vite. Dans ces pays, le dîner a lieu vers 18 heures, mais il est souvent précédé d'une visite fébrile au réfrigérateur dès le retour à la maison. Rien d'étonnant avec un déjeuner aussi frugal. Cela explique, entre autres, pourquoi l'Allemagne compte 26 % de personnes en surpoids.

La solitude, je le sais, est une caractéristique de notre époque. Je sais aussi combien il est difficile de cuisiner uniquement pour soi. Les « plateaux-télé » sont un recours fréquent. Conseiller d'éviter cette habitude est irréaliste mais, si l'on est conscient des inconvénients de la télévision, on peut éviter quelques erreurs nutritionnelles. On ne mange pas forcément davantage devant le petit écran, mais l'on mange plus mal et l'on digère moins bien. On se sert souvent une nourriture industrielle et trop grasse, ou des produits hypercaloriques, sous un faible volume, comme des céréales avec du lait, des gâteaux, toutes sortes de friandises. On picore, on mange de façon quasi automatique, devant les messages publicitaires dont la télévision nous bombarde.

On peut, si possible, essayer de modifier son mode de vie pour briser sa solitude : inviter plus souvent des amis, aller au restaurant, si les moyens le permettent... Se prendre en charge, du point de vue nutritionnel, conduit à réfléchir à son mode de vie, à son habitat, à son travail, à tout.

Des parents se plaignent de leur enfant : « Docteur, dites-lui que ce n'est pas bien de sauter le petit déjeuner. »

À ma question : « Et vous, est-ce que vous déjeunez, le matin ? » ils répondent : « Ah non, moi, je n'ai pas le temps. Mais un enfant doit prendre son petit déjeuner. » Je dis alors que je ne vois pas le plaisir, pour un enfant, de petit-déjeuner seul. Ce doit être vraiment triste. Je leur conseille de lui tenir compagnie. En retrouvant la convivialité, l'enfant retrouvera, sans doute, le plaisir de manger. Je ne gomme pas les problèmes d'emploi du temps des parents, je dis ce vers quoi il serait bon de tendre.

Changer ? Oui, c'est possible. Rien n'est inéluctable. Il est tout à fait possible de modifier ses habitudes alimentaires et d'adopter une attitude de prévention. Si des parents partent perdants, pour eux et leurs enfants, l'entreprise est vouée à l'échec. S'ils ne font aucun effort pour eux, mais en demandent à leurs enfants, la partie est perdue aussi. En revanche, s'ils remettent en cause leurs habitudes alimentaires et transmettent d'autres valeurs nutritionnelles à leurs enfants, s'ils encouragent l'activité physique, alors il y a un espoir.

La Finlande, auparavant n° 1 européen pour son taux d'obèses, a réussi à inverser la tendance, grâce à la campagne de prévention contre le surpoids mise en place par le gouvernement. C'est le seul pays européen à avoir mené campagne. Deux villes françaises, Fleurbaix et Laventie, situées dans le Pas-de-Calais, un département où le taux d'obèses est particulièrement important, appliquent depuis quelques années un programme éducatif destiné aux enfants, qui ressemble au programme finlandais.

Dès la maternelle, les enfants reçoivent les principes d'une alimentation saine et rationnelle, et les transmettent à leur famille.

On s'est aperçu qu'ils donnaient de judicieux conseils à leurs parents, lorsqu'ils les accompagnaient faire les courses. Ils refusent les barres chocolatées ou les pâtes à tartiner, parce qu'elles sont trop grasses et trop caloriques, ils poussent à acheter des fruits et légumes plutôt que des friandises, ils disent que le pain et les féculents sont indispensables, etc. Ils conseillent de faire les courses le ventre plein !

Pour les enfants, l'idéal...

• Pour les enfants, et principalement pour les enfants en bas âge, la consommation de viande ou de fromage le soir n'est pas toujours justifiée. En revanche, associer 1 laitage ou 1 fromage frais avec la viande, le jambon, le poisson, la charcuterie ou les œufs ne pose pas de problème.

• Privilégier les crudités par rapport aux charcuteries.

• Éviter de donner deux jours de suite des plats riches en graisses (pâtisserie, friture, viande grasse, charcuterie...).

• Éviter de servir plusieurs produits laitiers au même repas. Exemple : s'il y a du fromage, il n'y a pas de yaourt.

• Ne pas servir de viande grasse (agneau, mouton...) et/ou de charcuterie plus de 1 fois par semaine pour chacune.

Valoriser :
  – les légumes secs (1 fois par semaine) ;
  – les légumes crus ou cuits (à chaque repas) ;
  – le poisson (2 fois par semaine) ;
  – les produits laitiers (3 fois par jour).

Pour les repas pris à la cantine, essayer d'inculquer aux enfants les principes ci-dessus, de manière à ce qu'ils sachent que choisir, quand c'est possible.

Les achats diffèrent, selon qu'on a le ventre vide ou plein. Si vous avez faim, vous aurez en effet tendance à vous diriger vers les plats tout préparés, rapides à consommer, souvent trop gras et trop salés. Vous aurez du mal à passer devant le rayon « Confiseries » sans saisir au passage un « petit quelque chose ». Le paquet de chips ou de biscuits vous semblera irrésistible. En plus, comme un fait exprès, c'est la semaine « exceptionnelle », avec des promotions sur des produits qui vous font envie, mais tellement caloriques. Pire que tout, vous commencerez à les entamer. Tant de clients de supermarchés arrivent aux caisses avec des emballages quasiment vides...

Les enfants ont si bien intégré le message nutritionnel que le comportement des parents en est modifié. Une preuve de plus, s'il en est besoin, de l'importance de l'éducation. À Fleurbaix et Laventie, « villes santé », le taux d'obésité n'est pas inversé, mais il est freiné et tend même vers 0 % d'augmentation. Pourquoi ne pas étendre l'expérience de ces deux villes à toute la France ?

Équivalences
PROTÉINES

Viandes et poissons
80 à 100 g de viande, soit 130 à 160 calories
= 2 fines tranches de rosbif (ou 1 tranche épaisse)
= 1 petit bifteck ou 100 g de steak haché
= 2 œufs
= 2 tranches de jambon de Paris
= 2 fines tranches de rôti de veau (ou 1 tranche épaisse)
= 1 escalope de veau ou de volaille
= 1 cuisse ou un blanc de poulet ou de pintade
= 1 pigeon ou 2 petites cailles
= 1 petite cuisse de lapin
= 1 petit filet de canard dégraissé
= 2 fines tranches de filet de porc
= 1 côte de porc dans le filet
= 1 tranche de foie
= 150 à 200 g de poisson maigre (1 truite, 1 darne de cabillaud, 2 filets ou 2 carrés de poisson surgelé au naturel)
= 5 sardines fraîches
= 1 petite darne de saumon frais ou 2 tranches de saumon fumé
= 1 douzaine d'huîtres ou 1 vingtaine de petits coquillages (praires, palourdes...)
= 3 poignées de crevettes grises
= 10 gambas = 1 tourteau = 1 petit homard
= 150 g de crabe conservé au naturel
= 1/2 langouste = 6 langoustines
= 1 litre de moules

Produits laitiers
1 yaourt nature, soit 60 calories
= 1 verre de lait 1/2 écrémé
= 2 à 3 cuillerées à soupe (100 g) de fromage blanc à 20 % de MG
= 2 petits-suisses à 30 % de MG
= 20 à 30 g de fromage à 40-45 % de MG (1/8 de camembert, 1 mini-Babybel)
= 100 g de fromage blanc maigre fruité à l'aspartam

Équivalences
LIPIDES

1 noix de beurre de 10 g, soit 75 calories
= 2 noix de beurre allégé à 41 % de MG (15 g)
= 1 cuillerée à soupe de crème fraîche (environ 20 g)
= 2 cuillerées à soupe de crème fraîche allégée (30 g)
= 1 cuillerée à café d'huile (tournesol, maïs, olive...)
= 1 noisette de margarine (10 g)
= 1 cuillerée à soupe de vinaigrette allégée du commerce ou maison
= 1 cuillerée à café de mayonnaise

Équivalences
GLUCIDES

3 biscottes, soit 100 à 150 calories
= 1/3 de ficelle
= 3 fines tranches de pain complet au son ou aux céréales
= 1 tranche et 1/2 de pain grillé
= 2 petits pains grillés suédois
= 1 bol de céréales pour petit déjeuner (sans sucre ajouté, type corn flakes)

2 pommes de terre de la taille de 1 œuf (150 g), soit 100 calories environ
= 3 à 4 cuillerées à soupe (150 g) de pâtes, riz ou semoule (cuits)
= 3 à 4 cuillerées à soupe (150 g) de légumes secs cuits (lentilles, flageolets ou haricots blancs)
= 3 cuillerées à soupe de maïs cuit (150 g)

FRUITS

1 fruit moyen de 100 g, soit 50 à 60 calories
= 1 pomme = 1 orange = 1 poire
= 3 ou 4 abricots ou prunes
= 1 brugnon = 1 nectarine = 1 pêche
= 150 g d'ananas
= 2 petits kiwis (ou 1 gros) = 1 papaye
= 1/4 de mangue = 1/2 pamplemousse
= 2 à 3 clémentines = 2 citrons
= 8 à 10 cerises, ou litchis, ou gros grains de raisin
= 1/2 banane

= 2 figues fraîches = 1 dizaine de fraises
= 6 à 7 cuillerées à soupe de framboises ou groseilles
= 1 belle tranche de pastèque ou de melon (300 g)
= 300 g de rhubarbe
= 3 cuillerées à soupe de purée de fruits non sucrée
= 1 petit verre de jus de fruits non sucré

LÉGUMES VERTS

50 à 100 g de crudités, soit 15 à 30 calories
= 1 petite betterave cuite = 1 belle endive
= 1 tomate = 1 poivron
= 5 à 6 asperges = 2 petits poireaux
= 3 à 4 cuillerées à soupe de carottes ou de céleri-rave
= 1/4 de concombre
= 1/8 de chou rouge
= 2 à 3 fonds d'artichauts
= salade verte à volonté (laitue, batavia, scarole...)

200 à 300 g de légumes cuits, soit 50 à 70 calories
= 1/2 assiette de haricots verts, champignons, courgettes, chou-fleur, ratatouille, brocolis
= 2 à 3 belles endives cuites ou tomates cuites
= 1/3 d'assiette de carottes cuites, ou de jardinière de légumes, ou de choux de Bruxelles
= 1/4 d'assiette de petits pois ou salsifis
= 1 bel artichaut
= 8 à 9 galets de légumes surgelés au naturel (épinards, carottes, céleri, chou...)

Légumes verts et crudités peuvent être consommés quasiment à volonté.

9

« ET QUE BOIRE ? »

Les boissons sucrées

Méfions-nous des boissons sucrées en tout genre, gazeuses ou non. Un, deux, trois verres, ou plus, le résultat est le même... le cerveau ne les enregistre pas. Ces boissons le désarment, il ne sait pas comptabiliser leur apport calorique. Du coup, il n'en tient pas compte pour rééquilibrer la ration alimentaire quotidienne. C'est comme si vous n'aviez rien bu. En attendant, vous emmagasinez le sucre.

Quantité de familles sont, désormais, habituées à consommer des boissons sucrées à tous les repas. Des parents estiment même qu'elles sont « bonnes pour la santé ». Le sucre ne donne-t-il pas de « l'énergie » ? Si, demain, les jeunes éliminaient ce sucre en bouteille, il y aurait beaucoup moins de problèmes de poids dans cette tranche d'âge. Ce serait un bien pour la prochaine génération. Ces jeunes, « sucrés » depuis leur enfance, seront demain des parents qui transmettront leur mauvaise habitude à leurs enfants.

Les jus de fruits naturels sont, évidemment, plus sains. Encore faut-il en limiter la dose, si l'on a un problème de poids. Comme on aime à voir son verre plein, on presse plusieurs fruits, et l'on absorbe encore plus de sucre. Avec le jus en bouteille, c'est pire encore. Il est si facile de se resservir. Mieux vaut manger un fruit que d'en boire le jus, on a quelque chose à croquer. Boire peut donner l'impression de n'avoir rien consommé, et le jus est moins « satiétogène » : il rassasie moins. Le cerveau enregistre davantage le solide. Manger demande du temps. On mastique. Le cerveau est informé qu'il reçoit des nutriments, il en fait la part, les intègre dans sa comptabilité, et fait en sorte que le repas suivant soit moins abondant, afin d'équilibrer la ration quotidienne. Enfin, le fruit, quand il est entier, livre ses fibres, nécessaires à une bonne digestion.

Les eaux gazeuses

Méfions-nous aussi des eaux gazeuses. Elles ballonnent, dilatent l'estomac. Et comme l'estomac aime être rempli, on aura tendance à manger davantage. Ces eaux sont salées, plus ou moins selon la marque. Qui dit sel dit rétention d'eau, dit développement de la cellulite, dit difficulté à perdre du poids. Plus on boit salé, plus on a soif, donc plus on boit de l'eau gazeuse, plus on a soif... Le cycle infernal !

Déjà, les Français abusent de sel. Ils sont les champions européens de la consommation de sel : environ douze grammes par jour, alors que nos besoins sont de six grammes environ. Beaucoup salent systématiquement leurs aliments avant même de les goûter, alors que ceux-ci en contiennent suffisamment. L'abus de sel engendre de la rétention d'eau, mais, plus grave, des maladies cardiovasculaires (surtout de l'hypertension artérielle). L'une des neuf recommandations du Plan national nutrition santé (PNNS), lancé par le gouvernement en mars 2001, est d'abaisser l'apport sodé dans notre alimentation de 5 % par an, pendant cinq ans.

Si vraiment l'eau gazeuse est un plaisir dont vous avez du mal à vous défaire, je vous conseille d'alterner eaux gazeuses et eaux plates. De même qu'il vaut mieux consommer plusieurs sortes d'huiles, chacune ayant ses avantages et ses inconvénients.

L'adjonction de sel n'est pas un réflexe naturel. L'habitude s'est constituée petit à petit, notamment parce que les industriels salent de plus en plus leurs produits (plats surgelés, pain industriel, céréales...) dont la consommation a explosé ces dernières années. Même des boissons rafraîchissantes à base de thé en contiennent. Le sel est caché à peu près partout. Ce n'est pas un hasard : ceux qui vendent les plats surgelés produisent et vendent les eaux minérales. La France est n° 1 mondial pour la production, la vente et la consommation d'eaux minérales. La boucle est bouclée. Saler permet, de façon détournée, de vendre davantage ces eaux qui, soit dit en passant, coûtent de plus en plus cher.

Le vin

Je ne pense pas qu'il faille supprimer le vin pour un consommateur régulier, même en cas de rééducation alimentaire. En revanche, il ne faut pas pousser un non-consommateur à en boire. Nul n'est certain qu'il saura se limiter.

Le vin est excellent pour la santé. En fluidifiant le sang, il diminue le risque d'attaques cérébrales. Deux verres de vin rouge par jour est la dose correcte. À condition, toutefois, que le taux de triglycérides soit bon, sinon il faut la diminuer. Trois verres, c'est déjà trop. Il y a la place pour un juste milieu. Les femmes, ayant davantage de masse grasse, s'alcoolisent plus rapidement.

Attention, 1 verre de vin, de bière, ou de pastis, même dilué dans de l'eau, contient autant d'alcool que 1 verre de whisky, c'est-à-dire 10 g (1 g d'alcool correspond à 8 calories). Ne dépassez pas 20 g d'alcool/jour.

L'eau plate doit devenir la boisson de référence

C'est le meilleur des liquides. Sans eau, une voiture tombe en panne. Sans eau, notre organisme fonctionne mal. L'eau constitue environ la moitié du poids du corps. Elle active nos cellules, y compris celles du cerveau, fait travailler nos organes. Les reins, en particulier, ont besoin de cette épuration permanente pour éliminer les toxines ; sinon, elles s'y accumulent et la fonction rénale se dégrade, par manque d'eau.

Combien faut-il en boire ? Quand faut-il en boire ? En dehors ou au cours d'un repas ? Les questions sont récurrentes, et les avis partagés. Boire trop fatigue les reins, dit-on souvent. C'est faux. Il faut s'écouter. Des gens ressentent le besoin de boire beaucoup, et d'autres moins. L'on pourrait vider jusqu'à douze bouteilles d'eau par jour, sans danger. L'alimentation fournit déjà une bonne part d'eau. Essayez de boire un litre et demi à deux litres, mais ne vous focalisez pas sur la question : les obsessions produisent souvent l'effet inverse de l'objectif recherché.

Si, toutefois, le besoin d'eau est excessif, il faut examiner la question du côté de l'alimentation. Est-elle suffisante ? N'est-elle pas trop salée ? Ne compense-t-on pas une quantité insuffisante de nourriture solide ? Ne démarre-t-on pas un diabète ?

Les adeptes de l'eau en dehors des repas avancent l'argument qu'elle gonflerait les aliments. L'estomac en serait dilaté, et l'on mangerait davantage. Personnellement, je pense que, l'eau étant « satiétogène », on a tendance à moins manger si on boit pendant les repas. Je pense, surtout, que cela n'a pas grande importance. L'essentiel est de boire, peu importe quand. Mieux vaut boire pendant les repas, que de risquer de ne pas boire du tout.

Trop d'eau fait « fuir » les vitamines, dit aussi la rumeur. Non. Une fois absorbées par l'organisme, elles y restent. L'organisme est bien fait. Il prend ce dont il a besoin, et rejette ce dont il n'a pas besoin, ou ce qui est en surplus... sauf le gras !

L'effet « satiétogène » de l'eau est une aide pour quiconque souffre de troubles du comportement alimentaire,
ou qui souhaite maigrir. Elle sert de parade aux compulsions.

Le thé et le café ont le même effet coupe-faim, mais je
les déconseille, si ce n'est en petite quantité, car ce sont
des excitants. La caféine ne provoque pas d'élévation ten-
sionnelle chez les consommateurs réguliers, contrairement
à ce que l'on pensait, mais une trop grande quantité excite
le cœur, donne des aigreurs d'estomac et des palpitations.
Attention aussi aux distributeurs, ils offrent des thés ou des
cafés très sucrés. Mieux vaut les prendre nature, et ajouter
soi-même un édulcorant.

Lorsque survient un petit creux, ne vous précipitez pas
sur la nourriture. Buvez, et vous verrez si le creux est com-
blé. Les sensations de faim et de soif se confondent souvent. Il arrive que l'on dévore une barre chocolatée pour
calmer sa faim, et l'on se rend compte ensuite que l'organisme ne criait pas famine, mais qu'il réclamait seulement
à boire. En attendant, vous avez mangé « inutilement ».

L'eau du robinet est-elle mauvaise pour la santé ? Le
problème existe, on ne peut nier le scandale des eaux pol-
luées. Mais l'eau est de mieux en mieux contrôlée, dans
certaines villes, par des services compétents. Impossible de
la boire, parfois, direz-vous, tant elle a mauvais goût.
Certes. Cela provient de l'adjonction de certains produits
destinés à la purifier, comme le chlore. Mais si votre eau
n'a pas de saveur particulière et si vous ne souffrez pas de
problèmes de santé, tels que des antécédents de calculs
rénaux ou de coliques néphrétiques, profitez-en. Si elle est
« dure », c'est-à-dire calcaire, ne craignez rien. Le calcaire,
c'est du calcium, et le calcium contribue à lutter contre la
déminéralisation. Il est bénéfique au moment de la ménopause, en raison du risque d'ostéoporose. Il l'est aussi pour
toute jeune fille qui penche du côté de la maigreur ou de
l'anorexie, pour toute personne en aménorrhée depuis longtemps, ou qui prend de la cortisone au long cours... autant
de sources de déminéralisation.

Attention au sel

• En cas d'hypertension et de rétention d'eau, ne salez pas les aliments, ils contiennent déjà du sel. En général, prenez l'habitude de saler le moins possible.

• Salez peu l'eau de cuisson du riz, des pâtes et des légumes. Certains légumes, comme le fenouil et les brocolis, se passent fort bien d'un ajout de sel dans l'eau de cuisson. Ajoutez herbes et aromates pour parfumer.

• Évitez le fromage, la charcuterie, les plats cuisinés achetés chez le traiteur, dont les pizzas et les quiches.

• Attention aux eaux minérales gazeuses, certaines contiennent beaucoup de sodium. Le taux de sodium est inscrit sur les étiquettes (à multiplier par 2,54 pour avoir le taux de sel en grammes). La dose nécessaire à un adulte est de 6 g maximum par jour.

• Attention aux produits salés pour les jeunes enfants : ils ne devraient pas consommer plus de 4 g de sel par jour. Gare aux chips !

Troisième partie

CONSEILS PRATIQUES, IDÉES FAUSSES

10

PROTÉINES ET CHARLATANS

Un régime en chasse un autre

« On me l'a promis. En un mois, je n'aurai plus de problème de poids », me raconte ma patiente.

Je lui demande comment elle compte s'y prendre.

« J'ai répondu à une annonce. Je suis allée dans un institut. Une diététicienne m'a reçue. Elle m'a posé des questions sur mon mode de vie. Est-ce que je travaillais, est-ce que je vivais seule, est-ce que j'avais des enfants, etc. ? Elle m'a assuré que je perdrais mes dix kilos, avec un mois de régime et des séances de massage. Puis elle m'a donné un régime protéiné. Je dois revenir dans une semaine pour la première pesée et la première séance de massages. Ça coûte mille cinq cents euros. C'est un sacrifice financier énorme, mais j'ai tellement envie de maigrir. J'hésite, malgré tout. »

Cette patiente me connaît et, avant d'entreprendre ce régime, elle a eu le réflexe de me consulter. Sur sa demande, je téléphone à ce fameux institut, en me faisant passer pour son père. On me confirme que le régime conseillé à « ma fille » consiste à se nourrir essentiellement de protéines, accompagnées d'un peu de légumes. Lesquels ? Pas de féculents bien sûr, mais aussi ni carottes, ni tomates, ni endives...

Même les haricots verts sont interdits. En vertu de quels principes ? « C'est comme ça, mais votre fille a droit aux brocolis... » Les aliments semblent tirés au sort. Pas de fruits, pas le moindre sucre, la moindre graisse...

J'essaie de garder mon calme, et j'explique ensuite à ma patiente que je coûte moins cher et que je suis un peu plus raisonnable.

La France a connu la vogue de la soupe aux choux, plat unique pendant plusieurs jours. Ç'aurait pu être la soupe aux lentilles ou au potiron. Elle a connu le régime à l'ananas, aux raisins, aux kiwis. Ç'aurait pu être à la noix de coco... Les régimes dissociés ont toujours des adeptes mais, aujourd'hui, les régimes protéinés l'emportent haut la main.

Tous ces régimes miracles suppriment une, voire deux classes de nutriments : les glucides, les lipides, ou les protéines. La plupart du temps, ce sont les glucides, diabolisés plus que les autres.

Les conséquences sont graves. À ne consommer aucune protéine animale ou végétale pendant plusieurs jours, outre le déséquilibre alimentaire, les muscles fondent et le gras reste ! *A contrario*, des régimes sans glucides sont surnommés « passeport pour l'infarctus ». De la viande, du poisson, des œufs, du fromage à gogo, voilà qui augmente dangereusement les réserves de graisse, donc le poids, donc la charge de travail du cœur.

Enfin, tous les tests ont montré que, à terme, toute alimentation déséquilibrée, c'est-à-dire privée de glucides, ou de lipides, ou de protéines, conduit systématiquement à une nouvelle prise de poids.

Le succès de ces régimes vient de l'impatience de la majorité des gens. Ils veulent maigrir vite, tout de suite, et qu'on n'en parle plus !

Il est vrai que, au début, la perte de poids est rapide.

Déjà, manger moins fait évidemment maigrir. Mais que perd-on : du gras, de l'eau, du muscle ? Mystère. Ensuite, à manger toujours la même chose, l'appétit se restreint, tout naturellement. L'être humain aime la diversité. Du foie gras à tous les repas, mais sans pain en accompagnement, procure du plaisir, une fois, deux fois, dix fois. À force, ce deviendrait monotone et l'on en mangerait moins. Idem avec des gâteaux au chocolat, ou tout aliment trop calorique qui, aujourd'hui, nous tente furieusement. Ces régimes éliminent tout le plaisir de la table, ils sont anti-épicuriens, antisociaux, donc contre nature.

Exemple d'un régime à ne pas suivre :
la soupe merveilleuse

6 gros oignons, 750 g de tomates, 1 chou blanc de taille moyenne, 2 poivrons verts, 2 sachets de soupe à l'oignon, 1 branche de céleri, 1 poireau, 4 carottes, des épices et des herbes, selon le goût.
Coupez les légumes, recouvrez d'eau et laissez cuire 1 h.
Mangez cette soupe, en cas de faim. Plus on mange, plus on mincit. De surcroît, on peut ajouter les plats suivants :
1er jour : fruits de toutes sortes, sauf bananes.
2e jour : légumes de son choix, sauf petits pois, maïs et haricots.
3e jour : fruits et légumes à volonté, sauf carottes et bananes.
4e jour : bananes (jusqu'à 8) et lait écrémé (jusqu'à 5 verres) ou 5 yaourts.
5e jour : viande ou poisson, tomates (jusqu'à 6). Boire, au moins, 5 verres d'eau.
6e jour : viande de bœuf ou poisson, et autant de légumes que souhaités, sauf pommes de terre.
7e jour : riz, légumes, jus de fruits sans supplément de sucre.

Mon avis
Ce régime repose sur la dissociation alimentaire. Abus de sucres simples le premier jour, absence complète de protéines animales et végétales jusqu'au cinquième jour. Conséquence : une perte de poids sur la balance, mais par une perte quasi exclusive de muscles et non pas de gras. La perte de masse musculaire est irrattrapable.
Absence de sucres complexes jusqu'au septième jour. L'organisme ne compensera qu'en augmentant son stockage de graisses. Les études prouvent qu'un sujet peu consommateur de glucides, simples et complexes, augmente sa part de lipides. Cette « soupe merveilleuse » est l'exemple typique de ce qu'il ne faut pas faire, et du régime à ne pas suivre...

Qui dit restriction dit frustration, dit intolérance à cette frustration, dit transgression, à plus ou moins long terme selon les individus. Une de mes patientes a tenu un an. Un gourou l'avait mise sous diète protéinée, aussi longtemps qu'elle pourrait le supporter. Elle est venue me voir quand elle s'est sentie à bout de forces, physiquement et moralement, et prête à se jeter sur n'importe quel aliment. Elle n'en pouvait plus de refuser toute invitation, d'être « isolée » du monde.

Trop de restriction et de frustration conduit à des écarts démesurés et compulsifs. Cela provoque inéluctablement des troubles du comportement alimentaire et, très souvent, de graves dépressions. Les écarts recommencent. Au début, de temps en temps, puis de plus en plus souvent. Le cercle vicieux reprend : restriction, frustration, écart, prise de poids...

Et voilà installé le système « yo-yo », qui fait partie du circuit classique de ceux qui veulent maigrir à toute vitesse, avec des régimes restrictifs aberrants. Tous induisent un processus qui devient vite incontrôlable. À l'extrême, ils conduisent à la boulimie ou à l'anorexie.

On a remarqué que des régimes restrictifs successifs activent la ghréline. Cette substance hormonale, découverte en 1999, sécrétée par l'estomac et le duodénum, stimule l'appétit. Elle s'élève peu avant les repas, lorsque l'estomac est vide, et s'abaisse peu après, tant chez les sujets minces qu'obèses. La sécrétion de cette hormone, sur vingt-quatre heures, augmente après la perte de poids induite par un régime, quel qu'il soit. Résultat : à force de régimes, l'appétit grandit régulièrement, et ne pas craquer devient de plus en plus difficile. Cela explique, entre autres, l'échec de ces régimes incessants.

En outre, les régimes carencés réactivent les cellules adipeuses qui « dorment » en nous (les pré-adipocytes). Celles-ci se transforment alors en de véritables réceptacles à graisse (adipocytes), qui n'attendent que d'être remplis. Chez l'homme, les cellules adipeuses augmentent de taille, mais peuvent retrouver leur taille initiale. Chez la femme (quelle « injustice » !), elles se multiplient et prolifèrent. De ce fait, une fois qu'elles existent, c'est pour toujours. Impossible de revenir en arrière.

Voilà pourquoi les régimes restrictifs n'améliorent jamais une silhouette. Au contraire, ils amplifient le processus. Quiconque s'obstine à faire disparaître sa culotte de cheval avec ce type de régimes ne fera, au bout du compte, qu'amplifier son problème de répartition locale des graisses. Une surcharge pondérale légère deviendra un franc surpoids. « Si quelqu'un m'avait dit, il y a vingt ans, que je serais obèse, je ne l'aurais pas cru. Je n'avais alors que trois ou quatre kilos en trop. Mais, à force de régimes, j'ai basculé dans l'obésité », me disent des patientes. Avec ces régimes, un amaigrissement notable est toujours suivi d'une forte reprise de poids. La courbe s'infléchit tantôt vers le haut, tantôt vers le bas, mais de plus en plus haut chaque fois. On maigrit vite, certes, mais le revers de la médaille est que l'on se retrouve avec un poids supérieur à celui d'avant. Qu'importe que vous ayez perdu vingt kilos si vous en reprenez trente. Petit à petit, le poids d'équilibre s'élève. Le poids moyen a d'ailleurs tendance à s'élever insidieusement, en Occident. La limite haute de la zone de « normalité » de l'indice de masse corporelle n'a pas changé, mais la limite basse est passée de 18 à 18,5 *(voir tableau p. 33)*.

Le corps humain a besoin d'être nourri. Pour qu'une voiture roule, vous lui donnez de l'essence, vous la vidangez, de temps en temps, et vous contrôlez la batterie ainsi que le niveau d'huile. Bref, vous lui donnez tout, je dis bien « tout », ce dont elle a besoin pour avancer. S'il manque un seul de ces éléments, elle tombe en panne. Votre organisme a, lui aussi, besoin d'éléments divers et variés, pour fonctionner. Quand vous mangez mal, le cœur, le cerveau, les reins, et autres organes n'ont pas ce dont ils ont besoin. Vous leur imposez une marche forcée. Mais l'organisme est rebelle. Soumis à un régime restrictif — je parle bien de régime restrictif, et non d'un réapprentissage alimentaire qui vise à supprimer les troubles du comportement alimentaire —, il fait tout pour contrarier l'entreprise. Il trouve toutes les parades pour essayer de reprendre ce qu'il a perdu, par force, car il n'est pas programmé pour un amaigrissement rapide. Nous ne pouvons faire tout ce que nous voulons de notre corps, nous ne sommes pas les plus forts. C'est notre organisme qui décide.

Notre cerveau se souvient de notre poids maximum, et il a tendance — malheureusement ! — à vouloir le retrouver. C'est mon sentiment personnel, issu de mon expérience thérapeutique, mais certaines études tendraient à le prouver. Le cerveau garde en mémoire tous les régimes suivis. Il existe, en effet, des liens entre le tissu adipeux et le système nerveux central, qui passent par le biais d'hormones sécrétées dans le tissu adipeux et dans le tube digestif. Le cerveau est en permanence informé de nos réserves de gras, via la sécrétion de leptine (l'hormone qui provoque la sensation de satiété). L'espèce humaine, pour se protéger et survivre, a besoin d'un certain taux de masse grasse. Dès que l'on puise trop dans les réserves, le cerveau se défend.

Pour maigrir, il faut manger

Moins vous nourrissez votre organisme, plus il est « obsédé » par cette nécessité de stocker. Le peu que vous lui donnez, il le stocke immédiatement, sous forme de gras, afin de résister au manque. Dans ce dessein, il sélectionne et fait agir les gènes qui favorisent le stockage de gras (les « gènes épargneurs d'énergie »). Au moindre écart, à la moindre lichette de gras, il se « rattrapera » et vous « profiterez » deux fois plus que si vous ne lui aviez pas imposé ce régime de famine. Désormais, il se méfiera de vous et s'arrangera pour ne jamais souffrir du manque, celui d'aujourd'hui, mais aussi les futurs, que vous lui imposerez éventuellement. C'est ainsi que vous élèverez insidieusement votre poids d'équilibre.

Une de mes patientes, enceinte de cinq mois, avait été mise sous diète protéinée à 500 calories par son gynécologue. Elle s'étonnait de ne pas beaucoup grossir et d'être épuisée. Comment pouvait-il en être autrement ? L'apport calorique minimum, pendant une grossesse, ne doit pas être inférieur à 1 600 calories. Je lui ai aussitôt prescrit une alimentation équilibrée. Si elle avait conduit sa grossesse à terme dans les mêmes conditions, elle aurait mis sa santé en jeu, car son enfant aurait puisé dans ses réserves. Mais lui-même aurait manqué de tout ce dont un enfant a besoin pour être en bonne santé. Enfant, puis adulte, il aurait certainement été en surpoids, du fait de la mémoire de l'embryon, puis du fœtus. Il se serait souvenu des privations imposées et aurait « appris » à développer une plus grande capacité de stockage des graisses.

Voici l'histoire que je raconte souvent à mes patients : « Imaginez que vous êtes en voiture. Vous roulez à 120 kilomètres à l'heure et, brusquement, vous constatez que la panne d'essence menace. Si vous continuez à rouler à la même vitesse, sachant que vous n'avez de l'essence que pour quarante-cinq kilomètres, vous n'arriverez jamais à la station-service, distante de cinquante kilomètres. Si, en revanche, vous levez le pied, et roulez à 70 ou 80 kilomètres à l'heure, vous irez moins vite, mais en économisant de l'essence, vous arriverez à bon port. »

De la même manière, l'organisme stocke tout ce qu'il peut (du gras !) dès que vous lui apportez moins à manger. Donc, pour maigrir, il faut manger. Retenez bien cela, c'est fondamental.

Les régimes fondés sur une dissociation alimentaire et sur l'élimination d'une classe d'aliments ne reposent sur aucune preuve scientifique. S'ils marchaient si fort, les nutritionnistes ne verraient pas autant de patients en situation d'échec. Les régimes qui conduisent à une prise de poids ne sont pas vraiment des succès. Je demande à mes patients d'être critiques. Quand ils achètent une voiture, ils ne se contentent pas d'écouter le vendeur. Ils ne le croient pas forcément quand il vante les mérites de telle voiture, affirmant que c'est la meilleure, la plus belle et la plus économique. Ils se renseignent, comparent. Ils doivent adopter cette conduite également en médecine.

La médecine s'appuie sur des faits expérimentaux et sur des études prospectives pour affirmer et conclure. Les chercheurs prennent des patients, à un moment zéro, et les suivent, pendant un temps donné, en général plusieurs années. Si des patients étaient soumis à dix ans de soupe aux choux ou de régimes protéinés, et si, au bout de cette période, les résultats étaient concluants, la stabilisation avérée, alors là, oui, on pourrait dire que le régime est valable. Dans le cas contraire, il y a tromperie et mensonge.

La diète à basses calories reste valable, dans certains cas. C'est une arme efficace à court terme, pour son effet « starter », au cas où une perte de poids rapide est nécessaire. Notamment quand un patient a besoin d'être opéré en urgence, et que son surpoids est un handicap.

Je ne suis pas systématiquement opposé aux substituts de repas protéinés. Il m'arrive d'en prescrire, pour accélérer les choses, au cas où la rééducation alimentaire stagnerait un peu. Dans ce cas, je conseille toujours un petit déjeuner normal et, en accompagnement du sachet, des légumes verts et un laitage. Diminuer les calories quelques jours, grâce à un substitut de repas, supprimer le fromage ou les féculents n'a aucune conséquence néfaste sur l'organisme. Cela permet à des patients de continuer à adhérer au projet thérapeutique que j'ai élaboré. Mieux vaut un sachet de protéines de temps en temps, que de sauter un repas (faute de temps ou pour, soi-disant, faire attention) et manger deux fois plus au repas suivant, tant on est affamé.

Mais toujours sous surveillance médicale. La diète protéinée est formellement contre-indiquée dans certains cas. Après un infarctus, durant une grossesse, en cas de cancer, de troubles psychiatriques qui ont obligé, ou obligent, le patient à prendre des médicaments, etc., après une tentative de suicide... Elle déstabilise trop l'organisme.

Or, justement, ma patiente avait fait plusieurs tentatives de suicide et restait fragile. Ce régime l'aurait certainement renvoyée à sa dépression antérieure.

La dérive est là : trop de médecins, de diététiciens ou de pseudo-diététiciens prescrivent ces substituts protéinés. Trop de gens les achètent, de leur plein gré. Je suis atterré par toutes ces boutiques qui fleurissent partout et les vendent, en libre-service. N'importe qui peut acheter n'importe quoi. Vendre, vendre, vendre, sans se soucier de l'acheteur ! Sans jamais s'assurer que l'acheteur a pris un avis médical et sans jamais exiger la moindre ordonnance.

La vente libre de ces produits devrait être interdite : ils peuvent être dangereux. Attention ! Ce n'est pas parce qu'ils sont vendus en pharmacie qu'ils offrent plus de garanties. Les parapharmacies ne sont pas davantage contrôlées. Les médecins doivent garder leur prérogative de prescription. La diète protéinée est un acte médical qui, à la limite, peut être supervisé par une diététicienne, laquelle a reçu une formation adéquate, pendant trois ans.

S'il est un domaine où prospèrent les gourous ou les modèles, c'est bien le surpoids. Montignac, véritable homme d'affaires, avec ses livres, ses restaurants, ses instituts... est, sans doute, le plus célèbre. Nous avons eu droit au régime Sonia Dubois, au régime Sulitzer, au régime Rika Zaraï, au régime Karl Lagerfeld... et, dans la foulée, à leur littérature. Il leur a suffi de maigrir pour vanter, par écrit, les mérites de leur régime. En revanche, c'est le silence quand les kilos reviennent. En attendant, des gens se laissent prendre. Voyant que ces « célébrités » ont perdu du poids de façon notable, ils sont tentés de croire au miracle.

Mais il n'y a pas de miracle.

Les plaques de ceux qui se prétendent nutritionnistes ne sont pas assez surveillées, même s'il y a progrès en la matière. Les nutritionnistes sont des médecins qui ont passé un internat de spécialité. Ils sont une minorité à Paris, par rapport au nombre de tous ceux, médecins ou non, qui s'occupent de nutrition. La taille des plaques de tous les médecins est réglementée, et les titres indiqués théoriquement contrôlés. Or, certaines sont démesurées, offrant quantité de services : nutrition, amaigrissement, hypnothérapie, et j'en passe. Un médecin qui sait tout faire, cela n'existe pas. On ne s'improvise pas nutritionniste. Des médecins non spécialistes peuvent exercer avec talent dans ce domaine, en respectant quelques règles et en ayant validé un diplôme universitaire de nutrition. Pour d'autres, en revanche, c'est la dérive complète. Pourquoi une telle dérive ? Parce qu'il y a beaucoup d'argent à la clef.

C'est pourquoi il convient d'être attentif au comportement de tout médecin. Sa démarche vous semble-t-elle raisonnable, sa prescription judicieuse, le prix de sa consultation correct ? Ce n'est pas parce qu'un médecin est cher qu'il est forcément bon (et inversement, soyons juste). Tient-il un discours pseudo-scientifique, sans vous examiner, ni même vous interroger sur vos antécédents médicaux ? Tant de patients s'étonnent que je m'inquiète de leur histoire médicale et, plus encore, de leurs antécédents familiaux. Ils me disent que je suis le premier à m'en enquérir. N'est-ce pas la moindre des choses ?

Des médecins généralistes éludent parfois la question du poids, parce qu'il est impossible d'aborder sérieusement une question aussi complexe dans le temps imparti à une consultation de généraliste. En France, c'est pourtant la plus longue d'Europe. Quinze minutes contre dix à douze minutes, en moyenne, mais sept en Allemagne. En Hollande, en dix minutes, le patient n'a droit qu'à une seule « plainte ». S'il vient pour un mal de tête, le médecin ne traitera que ce sujet. Le reste sera abordé une autre fois.

Traiter le poids est un travail de longue haleine. Éduquer un patient obèse est compliqué. Apprendre à des parents, en surpoids, les principes d'une nourriture équilibrée, pour que leur enfant ne devienne pas trop gros, prend beaucoup de temps. Éduquer un patient diabétique pour qu'il comprenne sa maladie, aussi. Ce sont les généralistes qui voient le plus de diabétiques : mais ont-ils le temps de les éduquer ?

Une médecine sérieuse passe par la reconnaissance des actes d'éducation et de prévention, à leur juste valeur. Loin de les honorer, la Sécurité sociale ignore ces fonctions, dans sa codification des actes. Si bien que des généralistes et des médecins nutritionnistes avérés ont choisi de pratiquer des honoraires libres, donc trop élevés pour beaucoup de patients.

Il faudrait reconnaître aussi à leur juste valeur les endocrinologues, qui sont, depuis longtemps, des laissés-pour-compte. Ils pratiquent des actes de médecine interne. Ils sont au carrefour de plusieurs spécialités : cardiologie, nutrition, urologie, etc. Et même psychologie. Mais beaucoup, pour des raisons économiques (les consultations sont très longues), se sont détournés du traitement du surpoids.

11

BOUGEZ,
BOUGEZ, BOUGEZ...

Un mode de vie trop sédentaire

Une de mes patientes, originaire de Millau, en Aveyron (région gastronomique réputée), s'est installée à Paris il y a six mois. Son alimentation a changé, mais surtout son activité physique a baissé. Résultat : une dizaine de kilos supplémentaires depuis son arrivée dans la capitale.

Partons maintenant sous d'autres cieux. Au début du siècle, vivait au Mexique la tribu des Pima. Ces Indiens agriculteurs avaient une morphologie plutôt fine. Poussés par la misère, ils se sont installés aux États-Unis, en plein cœur de l'Arizona, où ils se sont adaptés aux mœurs de leur pays d'accueil. Ils ont mangé plus gras. La crise agricole venant, beaucoup se sont retrouvés au chômage, et sont devenus sédentaires. En une génération, 80 % d'entre eux étaient obèses, et 40 % diabétiques.

Au lendemain de la Seconde Guerre mondiale, vivait sur l'île de Nauru (dans le Pacifique) une population essentiellement composée de pêcheurs. Encouragés à cultiver du guano, un engrais fabriqué à base de déjections d'oiseaux marins, et attirés par les dollars avec lesquels ils étaient payés, ils ont cessé de pêcher et se sont sédentarisés. Aujourd'hui, ils sont obèses à 100 %.

Quoi de commun entre ces trois histoires ? Simplement, un mode de vie sédentaire qui a modifié le métabolisme de base.

En France, dans les années 1950, on mangeait beaucoup plus qu'aujourd'hui, et beaucoup plus gras. On ne lésinait ni sur le beurre ni sur l'huile. Pourtant, le surpoids n'existait pas, parce que — là réside la différence essentielle — beaucoup d'adultes étaient astreints à une activité physique quotidienne et la plupart des enfants faisaient des kilomètres, à pied ou à vélo, pour aller à l'école. Peu de gens possédaient une voiture. La télévision n'existait pas. Les progrès techniques ont modifié le mode de vie. L'habitude de l'effort physique s'est perdue. En plus, le réfrigérateur et les commerces en tout genre permettent de manger à toute heure.

La sédentarité ajoutée à un accès libre à la nourriture a fait exploser le surpoids. Aujourd'hui, nous mangeons mieux et plus sainement que dans les années 1950. Or, nous sommes plus gros.

De nombreuses études ont clairement établi le lien entre sédentarité et masse grasse. Plus la première est importante, plus la masse grasse, donc le poids, augmente. Un médecin anglais, le Dr Prentice, a étudié l'évolution de l'obésité dans son pays, de 1950 à 1990, ainsi que la consommation de matières grasses. L'obésité, a-t-il constaté, avait flambé alors que la consommation de matières grasses était restée stable, voire avait légèrement régressé. Puis il a mis en évidence le lien direct entre l'obésité et le nombre de voitures par foyer, ou le nombre d'heures passées devant le poste de télévision.

De nos jours, qu'ils travaillent ou ne travaillent pas, les Américains restent, en moyenne, sept heures par jour devant le petit écran et, dix-sept fois par jour, ils ouvrent les placards de leur cuisine pour grignoter. C'est là une des causes de la situation extrême que connaissent les États-Unis. Dans ce pays, l'obésité est le problème de santé numéro un : les obèses sont plus de 60 millions et, selon une récente étude de l'Organisation mondiale de la santé, 61 % des adultes et 25 % des enfants sont en surcharge pondérale. Les dernières prévisions sont alarmantes : il y aurait 100 % d'Américains obèses en 2010 !

Face à une telle situation, l'Amérique s'inquiète. Le président G.W. Bush lui-même a recommandé à ses administrés de veiller à leur alimentation et d'augmenter leur activité physique. Un de ses compatriotes, pour proposer une solution, a inventé... une télévision qui fonctionne uniquement si on l'active en pédalant. Les résultats ont été testés avec succès à l'hôpital Saint-Luke, à New York. L'idée pourrait faire sourire si elle ne reflétait pas aussi bien les dérives du mode de vie américain.

Pratiquer une activité physique est ma première recommandation, comme celle de tous les nutritionnistes. C'est, désormais, la teneur essentielle du discours médical, lors d'une prise en charge du poids. Comme tout médecin nutritionniste, je m'inscris dans la prévention. Je me soucie non seulement de la balance, mais aussi de l'état de santé de mes patients, qui doit rester bon, le plus longtemps possible. Le respect du fameux adage « Mieux vaut prévenir que guérir » passe par le sport.

Quand je parle d'activité physique, je ne parle pas d'entraînement sportif de haut niveau, ou de cours de gymnastique endiablés, violents et épuisants. Je ne vous demande pas de prendre un abonnement dans une salle de gymnastique. C'est si cher que peu de gens peuvent se l'offrir, et l'expérience montre que l'on abandonne vite. Il est difficile, surtout pour les femmes, de s'en tenir à une activité régulière, quand l'emploi du temps est déjà plein à craquer. Il n'est pas évident, non plus, d'affronter le regard ou la présence des « body-buildés » qui font partie du décor des salles de gymnastique.

Un exercice physique régulier et modéré suffit

Ce serait déjà bien que vous repreniez goût à la marche à pied. Je dis : marche, pas lèche-vitrines ! Une heure par jour, soit environ six kilomètres — ce qui représente un effort relativement soutenu —, est une bonne moyenne. Je sais... Comment trouver une heure dans son emploi du temps ?

Il faut recourir aux subterfuges. Propositions classiques : moins utiliser la voiture, oublier l'ascenseur et descendre les escaliers à pied. Monter, c'est encore mieux. Si vous habitez très haut, vous pouvez faire les deux tiers en ascenseur, et le reste à pied... Ce sont là de petits efforts efficaces.

Si vous en avez les moyens, offrez-vous un vélo ou un tapis roulant d'appartement. Les modèles vendus en magasin sont identiques à ceux que l'on trouve en salles de gymnastique.

Il est dommage que la RATP ait abandonné — pourquoi ? je l'ignore — le projet d'une campagne de promotion de l'activité physique, avec affichage dans toutes les stations. Elle proposait aux usagers de descendre une station plus tôt que prévu, puis de marcher. L'idée est bonne, il faudrait la remettre à l'honneur. Mais les usagers peuvent, d'eux-mêmes, prendre cette initiative, si, bien sûr, ils ne croulent pas sous les paquets ou ne sont pas en retard pour la sortie de l'école.

L'exercice physique régulier préserve les articulations et la masse osseuse, donc contribue à lutter contre l'ostéoporose. Il muscle le cœur, permet, à tout âge, de « refabriquer » du muscle. Il brûle les acides gras libres, issus des triglycérides — ce qui empêche le stockage des graisses, notamment dans la région abdominale, où elles adorent se nicher. Si l'effort est soutenu, durable, régulier, le mauvais cholestérol (LDL-C) diminue, donc le risque de maladies cardio-vasculaires aussi.

L'activité physique ne fait pas maigrir, mais elle tonifie, raffermit le corps et la peau, affine la taille, diminue la masse grasse et modifie la répartition des graisses. À moins que vous ne pratiquiez un sport qui vous fera ressembler à un joueur de rugby de troisième ligne. Dans ce cas, vous garderez un morphotype plus trapu. En apparence, le judoka David Douillet correspond aux critères d'obésité si l'on se fie à son indice de masse corporelle. En fait, l'analyse de sa composition corporelle montre qu'il est très musclé. Le judo l'a « fabriqué » ainsi.

L'activité physique permet de réapprivoiser son corps, de ne plus le considérer comme un ennemi. La plupart des personnes en surpoids, même léger, n'aiment pas leur corps. Exemple extrême : celui des obèses, qui ne savent plus, depuis longtemps, à quoi ils ressemblent. Beaucoup ne se regardent plus dans un miroir. Quand ils se dessinent, ils dessinent leur visage jusqu'au nez. Plus bas, ils gribouillent. Ils ne trouvent pas, non plus, les mots pour se décrire. Grâce à une activité physique régulière, ils arrivent à se soumettre au regard des autres, à mieux assumer leur image, à se redécouvrir.

Les muscles restent toniques pendant trois jours environ. Si l'effort n'est pas répété deux ou trois fois par semaine, l'efficacité des exercices s'amenuise et les premiers résultats obtenus disparaissent.

Pour être valable, un effort doit durer 20 mn minimum ; 30 à 40 mn c'est préférable, bien sûr. Mieux vaut un effort moins intense, mais durable dans le temps : 20 mn par jour valent mieux que 1 h chaque semaine dans une salle de gymnastique ; 30 mn par jour valent mieux que 5 h une fois dans la semaine. L'idéal étant 1/2 h deux ou trois fois dans la semaine. C'est comme le vin. Mieux vaut 1 verre de vin par jour que 7 verres une fois par semaine.

L'activité physique prolongée induit des améliorations plus importantes que l'activité de courte durée. Privilégiez les sports en aérobie (vous respirez), comme la natation et la marche, plutôt qu'en anaérobie (vous retenez votre respiration), comme la musculation et l'haltérophilie.

L'effort physique doit être adapté à chacun, selon son poids, son sexe, son âge. Mais tout le monde devrait bouger, à commencer par les enfants, gravement concernés aujourd'hui par le surpoids (17 %, en France), quelles que soient la classe sociale et la région géographique. Pour les personnes âgées, aller du lit au fauteuil, du fauteuil au lit, faire son lit, ses courses, ranger... sont des activités qui les aident, à leur niveau, à se maintenir en bonne santé.

Il n'est jamais trop tard pour s'y mettre. Mieux vaut commencer tardivement que de faire du sport à haut niveau, puis de le cesser brutalement. On sait ce que deviennent les ex-champions. Eddy Merckx, par exemple. Cinq fois vainqueur du Tour de France, il est devenu presque obèse, après avoir arrêté le vélo du jour au lendemain. Didier Deschamps, ancien capitaine de l'équipe de France de football, dit avoir pris plusieurs kilos simplement en réduisant l'intensité de son entraînement.

Si vous avez perdu l'habitude de l'activité physique, reprenez-la progressivement, pour ménager votre système cardio-vasculaire. Passé l'âge de quarante ans chez l'homme et cinquante chez la femme, il est dangereux de fournir, du jour au lendemain, un effort très soutenu. L'organisme n'y est pas préparé. Comme tout muscle, le cœur doit être travaillé régulièrement, tranquillement. Faites attention aussi aux sports violents et saccadés (tennis, squash...), si vous n'en avez pas l'habitude. Des accidents cardiologiques surviennent à la suite de parties infernales. On oscille, en permanence, entre l'hyperactivité et l'arrêt brutal. On joue, on s'arrête, on joue de nouveau, on « sautille » beaucoup. Les genoux sont mobilisés, les articulations souffrent.

En prenant du poids, on prend du gras, mais aussi du muscle, qui aide à porter cet excédent. Une personne en surcharge ou en obésité brûle plus de calories qu'elle n'en brûlait avant de prendre du poids. En maigrissant, on perd non seulement du gras et de l'eau, mais également du muscle. Donc plus on maigrit, moins on est musclé, et plus on doit bouger. Or, si on n'augmente pas son activité physique au fur et à mesure de la phase d'amaigrissement, on ne parvient pas à stabiliser son poids. D'où l'échec, à long terme, des régimes miracles. La difficulté, quand on passe du surpoids à un poids « dans les normes », est de gérer le déficit de masse musculaire engendré par la perte de poids.

Tous ceux qui, à soixante ans, ont réussi à garder leur poids de vingt ans ont forcément perdu du muscle. Pour maintenir, à leur âge, leur capital musculaire de vingt ans — compte tenu de la prise de gras physiologique pendant quarante ans (une femme prend, en moyenne, un gramme de gras par jour, à partir de vingt ans, et un homme un gramme, à partir de trente, quelle que soit leur alimentation) —, il faudrait des efforts physiques de plus en plus soutenus. C'est irréaliste. Quand on vieillit, on fatigue. On a le droit d'être fatigué. À la cinquantaine, on a rarement l'envie, le temps, l'énergie de faire de l'exercice trois fois par semaine. La prise de gras physiologique rejaillit, aussi, sur les performances physiques. Un sportif peut rester de haut niveau jusqu'à la trentaine. Ensuite, les performances faiblissent et c'est la retraite, à quelques exceptions près. Jimmy Connors a continué les tournois du Grand Chelem jusqu'à trente-neuf ans, et il faisait figure de dinosaure.

L'exercice physique agit lentement mais sûrement. Or, la demande de résultats est toujours pressante. Il faut savoir devenir « raisonnable ». Mais les résultats sont là. Des patients qui doutaient quand je leur parlais de l'importance de l'activité physique sont surpris. Au début, certains arrivent à la consultation déçus, pensant ne pas avoir perdu de poids. C'est parfois vrai sur la balance. Mais la mesure de leur tour de taille indique la perte de quelques centimètres. Leur silhouette s'est modifiée, malgré une alimentation quasi identique. Ils ont fabriqué du muscle, et le muscle est plus ferme. Un kilo de muscle et un kilo de gras n'ont pas le même volume. Le contrôle des paramètres biologiques de ces patients, auparavant inquiétants (hypertension, taux de cholestérol et de triglycérides trop élevé...), indique qu'ils sont stabilisés ou en voie de l'être (même une faible diminution de poids améliore le taux de cholestérol). La perte de poids suivra.

Nos villes deviennent des métropoles inadaptées à l'activité physique. La région Île-de-France draine déjà un cinquième de la population française. Il faudrait une politique de la ville et une politique sportive dignes de ce nom. Il est question d'ouvrir, à Paris, sur la Seine, dans le 13e arrondissement, une nouvelle piscine de vingt-cinq mètres, avec un taux de fréquentation annuel de 150 000 à 200 000 personnes, soit au moins 3 000 par semaine. Hallucinant ! Mieux vaut dix piscines. Paris et les grandes villes manquent d'équipements sportifs. Quant aux banlieues, n'en parlons pas, on les oublie.

Les pouvoirs publics devraient contribuer à élaborer un nouveau mode de vie. Le « paradoxe hollandais » montre que cela est possible, même sans beaucoup d'investissements. La France et la Hollande sont les deux bons élèves européens au niveau du poids. Les Hollandais mangent pourtant très gras, avec des repas axés sur la charcuterie, les viandes et le fromage, peu de crudités, de légumes verts, d'agrumes et de poisson. Le repas de midi est pris sur le pouce. Les deux pays ont pourtant le même taux d'obèses : environ 9,4-9,6 %, hommes et femmes confondus. Avec une nourriture semblable à la nourriture hollandaise, ce taux, en Allemagne, atteint les 26 % !

Mais la Hollande est le « plat pays », le pays des pistes cyclables. Il en existe dans toutes les grandes villes. Le vélo fait partie de l'hygiène de vie quotidienne. Le gouvernement encourage cette activité physique. Ainsi, la Hollande, sans être un modèle alimentaire, arrive à gérer son trop-plein calorique. À Paris, nos couloirs de bus sont aussi des couloirs pour vélos, mais les bus sont toujours aussi polluants. Faire du vélo dans l'un de ces couloirs relève de la conduite suicidaire. On risque de mourir asphyxié ou écrasé.

Pourquoi faut-il bouger ?

Une activité régulière permet de :

– prendre conscience de son corps ;

– compenser le ralentissement du métabolisme, qui accompagne une rééducation alimentaire, en préservant la masse musculaire qui brûle plus de calories. Quand on perd du poids, la dépense énergétique au repos diminue ;

– brûler des calories et de faire fondre la graisse ;

– modifier la silhouette.

Pour cela, il faut augmenter la fréquence et la durée de l'exercice, et non son intensité. Il vaut mieux bouger lentement 30 mn qu'à fond 10 mn.

Exemples :

• la marche soutenue (6 km/h) ;

• la bicyclette (à l'extérieur ou avec un vélo d'appartement) ;

• le rameur ;

• la danse aérobic ;

• le ski de fond ;

• la natation ;

• monter les escaliers.

Avec le temps, augmentez la durée de l'exercice.

12

« AU SECOURS, JE CRAQUE... »

Autorisez-vous des écarts

« L'autre jour, je suis passée devant une boulangerie. Les éclairs au chocolat paraissaient si délicieux... Je n'ai pas pu résister. J'ai craqué. »

Ma patiente a du mal à « m'avouer » cet écart. Manifestement, elle culpabilise et craint mon jugement. Toujours ce regard du médecin... Des patients m'ont même dit qu'ils avaient peur que je me mette en colère, et que je les gronde quand ils n'arrivent pas à suivre mes conseils.

« Vous avez très bien fait », ai-je affirmé à ma patiente. Elle m'a regardé, stupéfaite. Puis je lui ai demandé ce qui l'avait poussée à entrer dans la boulangerie. Était-ce la faim ou la gourmandise ? Et puis, le gâteau était-il bon ? Avait-elle pris du plaisir à le manger ? Si elle m'avait répondu : « Il était très bon, et je l'ai dégusté », je lui aurais donné davantage raison encore, en ajoutant que j'aurais agi de même. On peut parfaitement manger équilibré, et même maigrir, en faisant des écarts de temps en temps, y compris avec des éclairs au chocolat. Mieux : les « écarts » aident à poursuivre, sans effort, une rééducation alimentaire, à s'équilibrer mentalement.

La frustration permanente conduit, presque inévitablement, à se ruer de façon compulsive sur la nourriture, ainsi que je l'ai dit. Elle est anti-épicurienne. Il est, d'ailleurs, plus facile d'aider un patient qui aime manger, qui en tire du plaisir. Il aimera découvrir de nouvelles saveurs, en mangeant moins gras et moins vite, et il évitera la monotonie des repas. Ses désordres alimentaires ne sont, en général, pas trop graves. Je veillerai, en tout cas, à ne pas lui enlever les plaisirs de la table.

Mais, dans l'histoire de l'éclair au chocolat, le gâteau a été décevant pour ma patiente. J'ai, alors, parlé de moi. Ce n'est pas mon habitude, mais il arrive que l'expérience personnelle du médecin vienne à point, et rassure le patient. Moi aussi, je prends facilement des kilos. Moi aussi, je craque. Assez souvent, même. Ce jour-là, j'ai raconté une histoire de chausson aux pommes, qui m'avait semblé fort bon dans la vitrine d'un boulanger. En fait, il ne l'était pas du tout. Alors, je l'ai jeté. Il aurait été excellent, j'aurais tout mangé. « Ah bon ? Moi, je l'aurais fini, a déclaré ma patiente. Je finis toujours la nourriture. On m'a toujours dit qu'on ne doit rien jeter : il faut penser aux pauvres. » C'est un faux problème. Personne ne doit s'obliger à finir son assiette, ni à manger quelque chose d'infect. Cela ne changera rien à la misère du monde. Sans compter qu'on peut culpabiliser à manger du superflu. En jetant le gâteau, la culpabilité m'était épargnée, et je me réservais pour un autre écart, cette fois délicieux.

« Oui, mais, moi, quand je commence, impossible de m'arrêter », a ajouté ma patiente. C'est un autre problème, et tellement fréquent !

Les hommes sont moins confrontés à ces dérapages. Ce n'est pas leur manière d'être. Ils souffrent moins de troubles du comportement alimentaire, en dehors de l'hyperphagie. Ils compensent moins, grignotent peu, ne se lèvent pas la nuit pour manger, ne se font pas vomir... S'ils sautent des repas, c'est par manque de temps. S'ils mangent à n'importe quelle heure, c'est en raison d'obligations professionnelles : voyages, décalages horaires, etc. Ils ont plutôt tendance à exagérer avec la « bouteille », au cours de repas conviviaux, à leur domicile, ou au restaurant.

Les chômeurs et les grands malades sont les deux exceptions. Le chômage engendre une alimentation déséquilibrée et anarchique. Plus il se prolonge, et plus les repères disparaissent. Le temps ne signifie plus rien. Un chômeur n'a pas d'horaires. Il se couche, se lève et mange à des heures irrégulières. Avec le temps, il se met à grignoter, surtout devant la télévision, son passe-temps favori. Le travail du médecin vise à le recadrer : par exemple, en fixant des rendez-vous tôt le matin, pour l'obliger à se lever, à se vêtir, et à voir le monde prétendu « normal ». Certains grands malades compensent. Un de mes patients, sidéen, est traité par trithérapie. Depuis peu, il souffre de compulsions qui lui font dévorer, à toute allure, de grosses quantités de nourriture. Lui aussi, devant la télévision. Il a un emploi avec des horaires décalés — ce qui le conforte dans son anarchie.

En revanche, la grande majorité des femmes — je dis bien : la grande majorité — ont des troubles du comportement alimentaire, plus ou moins importants. Il y a, d'ailleurs, plus de femmes en surpoids que d'hommes. Mais, depuis la nuit des temps, ce sont surtout elles qui sont en lien avec la nourriture. Elles font les courses, préparent les repas — souvent deux le soir : un pour les enfants, un pour elles et leur conjoint. À cela s'ajoutent le stress et un manque de temps permanent. Cela les amène, souvent, à sauter le déjeuner, ou à le prendre avec un lance-pierres, pour arriver à l'heure à la sortie de l'école, à fractionner leur alimentation, à manger debout, toujours pour grappiller quelques minutes. Certaines commencent à craquer au goûter, avec les enfants. Elles continuent, une fois les enfants au lit. La journée s'achève. Fatiguées, stressées, elles s'accordent, de nouveau, ce plaisir. L'alimentation est leur espace de liberté. Les femmes au foyer, au chômage, ou en congé de maternité cèdent encore plus à la tentation. Ne serait-ce que parce que la nourriture leur est accessible à tout moment. Certaines sont aussi plus « accros » à la télévision, donc plus soumises à la publicité qui vise le panier de la ménagère.

La stabilisation du poids : quelques principes

• Surveillez vos dérapages pour éviter une reprise de poids.
• Augmentez votre activité physique.
Pourquoi ? Quand on maigrit, on perd du muscle. Or, plus on est musclé, plus on brûle de calories, donc plus on maigrit.
• Ne soyez pas obsédé(e) par la balance. Il suffit de se peser une fois par semaine (le matin à jeun et toujours dans les mêmes conditions).
• Redoublez de vigilance dès que vous reprenez 1 kg.
• Évitez les boissons sucrées. Attention à la consommation de sucre dans les boissons chaudes (café, thé...).
• Attention à l'assaisonnement des salades et des crudités.
• Évitez la consommation régulière d'apéritifs et de digestifs. Ne dépassez pas 2 verres de vin par jour. Plutôt du rouge : son action au niveau cardio-vasculaire est prouvée.
• Il y a toujours de la place pour des extras... à condition que chaque jour ne soit pas un extra.

Comment résister à la tentation ?

Comment résister ? Vous pouvez essayer — je dis bien : essayer — de court-circuiter votre envie, en remplaçant un plaisir par un autre : allumer la télévision, prendre un livre, téléphoner à un ou une ami(e), aller vous promener, faire du sport... Tout ce qui est bon pour essayer — je dis bien : essayer — de penser à autre chose, de dériver votre envie.

Vous pouvez essayer de vous limiter sur la quantité. « Docteur, vous m'avez expliqué, l'autre fois, que je pouvais faire ce que je voulais le jour de mon anniversaire. Je vous ai écouté. Je me suis fait plaisir. J'ai mangé le hors-d'œuvre, le plat principal. J'ai bu du bon vin rouge, j'ai pris ma part de gâteau, mais pas de fromage. Je trouvais que j'avais déjà trop mangé. Comme je dois faire attention, je me suis limité. J'ai moins débordé qu'avant », m'a dit un patient. Ce patient a compris ma logique, et il l'a faite sienne.

Vous pouvez essayer de craquer intelligemment. Jetez-vous, plutôt, sur des pommes, des carottes, un yaourt à 0 %, du fromage blanc à 20 %, du jambon maigre, trois/quatre gâteaux secs. Mais sachez que craquer sur trois carrés de chocolat, ou des gâteaux secs, ou un morceau de pain avec du fromage, en quantité modérée, ce n'est rien.

Ce n'est pas la peine d'en faire toute une histoire, de culpabiliser, de vous angoisser. Déjà, cela vaut mieux que du pâté sur du pain, ou un hamburger, en plein après-midi. Mais, là encore, ne vous obsédez pas. Vous avez craqué aujourd'hui ? Demain, vous essaierez de rectifier le tir et, si possible, vous ferez encore plus attention à votre alimentation. Je ne le répéterai jamais assez : le poids est une affaire de temps. Vos écarts n'ont aucune importance dans une rééducation alimentaire. Celle-ci s'inscrit dans la durée. Un seul repas ne fait pas grossir. L'organisme s'équilibre avec les repas suivants. Le poids augmente, insidieusement, à cause de la consommation d'une nourriture trop abondante, de façon régulière, et d'un manque d'exercice physique.

Si, vraiment, la pulsion vous emporte, vous dépasse, eh bien, lâchez les rênes. Je ne pense pas qu'il faille forcément lutter. D'ailleurs, le pouvez-vous ? Allez jusqu'au bout, mais, au moins, dégustez, faites-vous plaisir, et essayez de ne pas vous sentir coupable.

Vous pouvez essayer de vous rééduquer. Face à un besoin irrépressible, essayez de vous calmer, afin de ne pas manger de façon compulsive, donc de faire un écart démesuré. Voilà comment j'ai essayé d'aider une de mes patientes « chocolatomaniaque ». Sa ration quotidienne était de deux ou trois tablettes et elle en consommait systématiquement deux avant ma consultation. Il était irréaliste de lui demander de se priver de chocolat du jour au lendemain. D'ailleurs, pourquoi la priver d'un produit, riche en magnésium, qui stimule la production de sérotonine ? Cette substance biochimique, sécrétée par le tissu cérébral, permet, entre autres, de régu_lariser l'humeur. À dose limitée — deux ou trois carrés par jour —, le chocolat est un excellent antidépresseur. Le seul risque de surdosage est une bonne crise de foie. Le problème est que, à force de chocolat, ma patiente éliminait de son alimentation des nutriments essentiels.

Un jour, je lui ai demandé d'apporter une plaquette de chocolat. Son apprentissage a consisté, au début, à prêter attention à ce qu'elle faisait, à en prendre conscience. Je lui ai dit de regarder l'emballage, de le décrire, puis d'ouvrir la tablette et de prendre un carré. Ensuite, de croquer ce carré, par tout petits morceaux, puis de me décrire ses sensations. Quels adjectifs s'appliquaient au chocolat ? Était-il amer, corsé, fondant, praliné, onctueux, riche en cacao... ? Ma patiente a été incapable de répondre. Elle m'a dit : « Je ne sais pas, je l'ai mangé, mais je ne sais pas comment il était. » Elle engouffrait sans sentir.

Quand un aliment est avalé sans être mâché, on ne le sent pas. Quand il arrive trop rapidement dans l'estomac, les papilles gustatives, situées dans la partie postérieure de la langue, n'ont pas le temps de renseigner le cerveau sur sa texture, son goût... La fonction de l'estomac n'est pas d'informer le cerveau sur la qualité de l'aliment, mais de recevoir les nutriments, de les transformer en bol alimentaire, puis de communiquer au cerveau le taux de remplissage. Il agit comme un super-déboucheur chimique. L'estomac transforme tout de la même manière : cela pourrait être de la terre, des insectes, du crottin de cheval... que sais-je encore ? En revanche, si vous prenez le temps, des informateurs vont jouer leur rôle : le nez, la bouche, la langue, avec les papilles gustatives...

J'ai donc conseillé à ma patiente de prendre un autre carré de chocolat et de le manger lentement, de le sentir fondre dans sa bouche, de faire durer le plaisir. Et, petit à petit, à force de « s'entraîner », cette patiente a pris conscience de la nourriture. Puis elle s'est rendu compte qu'elle avait moins faim, qu'elle avait moins tendance à se resservir à table, et qu'elle n'en était pas frustrée. Ensuite, elle a commencé à maigrir.

Les gens en surpoids sont généralement des hyperphages, ils mangent trop, en volume. Ils ne sont pas gourmets. Ils me disent ressentir du plaisir au début, après moins, ou plus du tout. Trop, c'est trop. Cela devient du bourrage alimentaire. Ils s'aperçoivent, *a posteriori*, qu'ils ont trop mangé par rapport à leurs besoins, l'important étant de se remplir.

Gérer son stress

Un autre moyen de ne pas craquer est de savoir gérer son stress. Yoga, aquagym, gymnastique chinoise, piscine... à chacun sa méthode. Aucune de ces activités ne fait perdre du poids. Simplement, elles apaisent et, en cela, aident à mieux gérer son comportement alimentaire.

Le stress a un impact notable sur le poids. Cela s'explique fort bien. Sous l'effet du stress, le cerveau libère une cascade de sécrétions hormonales (gluco-corticoïdes) qui augmentent le taux de sucre. Le pancréas réagit alors en sécrétant davantage d'insuline, qui, elle, participe à la fabrication du gras. Plus il y a stress, plus le pancréas fabrique de l'insuline, et plus on stocke du gras.

Des expériences sur des rats de laboratoire ont démontré le lien entre le poids et le stress. On projette de fortes lumières colorées sur les rats, ensuite on leur pince la queue, puis on leur propose le choix entre une alimentation normo-calorique ou hypercalorique (dite « cafétéria »). Les rats se précipitent sur les aliments hypercaloriques. Dans un deuxième temps, on leur pince la queue, sans les nourrir. Les rats continuent de grossir. Troisième phase de l'expérience : on leur envoie juste la lumière, on ne les pince plus. Les rats ne cessent toujours pas de grossir, même sans accès à la nourriture, la lumière étant assimilée au stress.

Fumer n'empêche pas de craquer. J'ai remarqué que quantité de jeunes filles qui présentent des troubles du comportement alimentaire fument. Elles tentent souvent d'utiliser la cigarette comme coupe-faim « naturel ». Cela ne les empêche pas de céder à leurs envies compulsives. Leur poids est, malgré tout, artificiel. Le jour où elles cesseront de fumer, elles retrouveront leur poids physiologique normal (qui s'élève à quelques kilos de plus). Elles fument de plus en plus tôt — en dessous de treize ans — pour être « comme les autres », pour être « grandes », comme si la cigarette était un moyen d'affirmer sa personnalité, comme si la transgression les affranchissait de l'autorité des parents.

Des patientes plus âgées me disent qu'elles ont délibérément décidé de fumer pour éviter de grignoter. Si bien que, pour la première fois depuis des années, à cause des pathologies associées au tabac et à l'alcool, l'espérance de vie des femmes stagne, alors qu'elle augmentait de deux mois par an. Pour moi, la priorité des priorités, en tant que nutritionniste, est l'arrêt du tabac. S'il y a prise de poids, on s'en occupera après. Mais, avec une préparation nutritionnelle sérieuse, elle devrait être faible, voire inexistante.

Je dénonce aussi le tabagisme passif, il crée des pathologies tabagiques sur des patients non fumeurs. Des études, sur ce sujet, ont conclu à son innocuité. Quoi d'étonnant ? Elles ont été commanditées... par l'industrie tabagique américaine. Sous la pression des instituts de consommateurs américains, celle-ci a reconnu avoir « omis » de donner l'intégralité des résultats.

Les fumeurs ne font que servir les fabricants de tabac, qui ont notamment répandu l'idée fausse que les cigarettes *light* étaient moins nocives (le terme *light* va être prochainement supprimé dans toute la CEE) et se sont donné une image « dans le vent », en sponsorisant des manifestations sportives, en distribuant gratuitement des cigarettes lors de *raves-parties*, et en créant des lignes de vêtements auxquelles les jeunes sont sensibles. En même temps, les firmes de tabac n'hésitent pas à sélectionner des plants de tabac plus concentrés en nicotine et à introduire de l'ammoniac dans la nicotine, afin de renforcer son effet, donc créer davantage de dépendance.

Comment rester svelte sans fumer ?

Si vous fumez pour rester svelte, sachez qu'il existe des méthodes plus saines pour maintenir votre ligne.

Pourquoi un fumeur est-il parfois plus mince ?
La nicotine est un excitant. Elle élève la pression artérielle, fait battre le cœur plus vite. Elle agit aussi sur le cerveau par le biais de récepteurs à nicotine. Ceux-ci doivent rester saturés, c'est ce qui crée la dépendance à la cigarette. Un effet « shoot » se déclenche dans les 7 secondes qui suivent la première bouffée. Celle-ci procure une sensation de bien-être immédiate, mais qui s'atténue avec le temps. On a donc tendance à augmenter sa ration de cigarettes pour la retrouver.
Si l'on mange moins, c'est en raison de l'effet « shoot » (il évite de se ruer sur la nourriture) et de la gestuelle. La main et la bouche sont occupées pendant que l'on fume.
Sous nicotine, les animaux grandissent moins ou maigrissent. Les êtres humains aussi. Un enfant dont la mère a fumé pendant sa grossesse naît avec un poids et une taille moindres.
La chaleur au niveau de la cigarette dépasse les 800 degrés : ce qui favorise la diffusion plus massive des 2 000 agents chimiques (nocifs) de la nicotine.
Les cigarettes *light* sont les plus dangereuses. Pour que les récepteurs à nicotine soient saturés, on « tire » davantage sur la cigarette. La fumée entre plus profondément dans les poumons. Cela provoque des cancers bronchiques, à petites cellules, très mauvais au niveau pronostic.

Pourquoi grossit-on après l'arrêt du tabac ?
Les papilles gustatives des fumeurs sont abrasées. Pour ressentir les saveurs, les fumeurs ont tendance à consommer des aliments au goût plus fort, notamment des viandes fortes (mouton, agneau, gibier) accompagnées de sauces. Ils écartent le poisson, qu'ils trouvent sans goût. Ils mangent plus gras.
S'ils cessent de fumer, sans préparation nutritionnelle, ils conservent ces habitudes alimentaires hypercaloriques pendant quelque temps. D'où un gain de poids après l'arrêt du tabac.
De toute façon, une prise de poids de 2 ou 3 kg est concevable et physiologique. Avec le tabac, le poids est artificiellement maintenu à la baisse. On estime que fumer un paquet de 20 cigarettes équivaut à brûler 200 calories.
Ceux qui grossissent davantage (parfois une vingtaine de kilos) souffrent de troubles du comportement alimentaire ou de dépression.

Avec une préparation nutritionnelle et de la vigilance, on peut ne pas grossir.

Évitez, par exemple, le café et le thé. Il est normal d'être attiré par ces boissons après l'arrêt du tabac : ils contiennent de la caféine, un excitant comme l'est la cigarette.

Sachez que, si vous prenez du thé et du café et que vous éprouvez un grand désir de fumer à ce moment-là (c'est fréquent), cela vient de la gestuelle que vous avez créée pour accompagner ce rituel (le café du matin est redoutable).

Pensez alors à vous « déconditionner », à travailler cette gestuelle. Choisissez des variétés de boissons sans caféine.

L'attirance vers le sucré

Craquer sur le sucré est beaucoup plus fréquent : il faut donc s'en méfier davantage. L'attirance vers cette saveur fait partie des réflexes archaïques. C'est la première que nous connaissons, et nous la gardons en référence. Le fœtus se nourrit du liquide amniotique, qui est sucré. Si l'on présente à un nourrisson un morceau de tissu trempé dans de l'eau sucrée, il le tète immédiatement. En revanche, il se détourne d'un morceau de tissu salé. Si l'on met un produit salé sur les seins d'une accouchée, l'enfant s'en détourne aussi, même s'il a faim. La compulsion sucrée provient aussi des biberons de lait, composés de lactose, qui est un sucre. La saveur sucrée est la seule qui soit reliée à la notion de plaisir. Les autres — l'amer, le salé, l'acide — se grefferont peu à peu sur cette saveur fondamentale, à la suite d'un apprentissage alimentaire, le plus souvent familial. D'où l'importance de faire tester de nouveaux goûts aux enfants.

L'attirance vers le sucré provient aussi de l'attitude de l'entourage de l'enfant dès sa naissance. A-t-on calmé ses pleurs avec une tétée, un biberon, un bonbon, sans chercher à en connaître la cause ? A-t-on récompensé un enfant avec une friandise ? Tous ces souvenirs de notre enfance restent ancrés en nous, et nous y pensons avec nostalgie.

Ils se rappellent sans cesse à nous et, quand nous nous sentons un peu tristes, un peu déprimés, l'élan vers le sucré devient un automatisme.

L'alimentation très salée renforce l'attirance pour le sucre. Le sel sert ainsi de leurre, en donnant du goût à des aliments qui, initialement, en sont dépourvus.

Il n'est pas toujours aisé de maîtriser ses mauvaises habitudes, tant notre comportement face à la nourriture est déterminé par notre histoire. Les parents peuvent modifier celles de leurs enfants, mais plus difficilement les leurs. À l'âge adulte, le cerveau a moins de plasticité, et la curiosité faiblit. Les adultes, on le sait, apprennent moins facilement les langues étrangères. « Difficile » ne veut pas dire « impossible », sinon je renoncerais à mon métier. L'expérience m'a montré qu'un adulte peut remédier à de gros troubles alimentaires — notamment en changeant ses habitudes — et qu'il peut y arriver seul.

L'essentiel, à mon avis, est d'essayer, avant tout, de comprendre les raisons de ses débordements : il y en a toujours. C'est pourquoi j'attache tant d'importance au carnet alimentaire. Il oblige à écrire, et écrire permet de se poser, de se calmer. On est alors mieux à même de « décortiquer » son mode de fonctionnement, d'y réfléchir, de le comprendre.

La personne qui consulte est dans une démarche volontaire, mais elle a besoin qu'on la soutienne, qu'on la stimule dans cette démarche, qu'on l'aide à provoquer le dynamisme que le temps a émoussé. Le médecin doit s'abstenir de condamner. À quoi cela sert-il de culpabiliser un patient ? Si le médecin agit ainsi, il est certain que le patient ne reviendra plus, et il aura raison. Les gens qui craquent ne sont pas fautifs, sinon nous le sommes tous. Qui ne craque pas ?

Les patients sont souvent perdus dans la masse d'informations qui arrivent de toutes parts. Ils attendent du médecin qu'il série les problèmes, fasse la part des idées fausses et des idées vraies, qu'il les écoute et les guide. Les histoires de poids s'inscrivent davantage dans la chronicité que dans la crise aiguë. C'est pourquoi le problème sera réglé non pas à court terme, mais à moyen terme et, plus vraisem-blablement, à long terme.

Craquer est une réponse à l'angoisse. Craquer est un mauvais médicament car il aiguise l'angoisse. Dans bien des cas, le nutritionniste ne suffit pas. Un soutien psycho-logique est alors nécessaire.

Que faire en cas d'écart ?

NE CULPABILISEZ PAS

– Un écart vous paraîtra énorme si vous culpabilisez, si vous avez honte. « Je ne suis qu'un(e) moins-que-rien, je n'ai aucune volonté... » Ce n'est qu'un écart, et il fait partie d'un plan thé-rapeutique. Souvenez-vous de ce que vous avez déjà accom-pli. Un revers occasionnel n'annule pas les effets de votre rééducation alimentaire et ne vous fera pas grossir.

RÉFLÉCHISSEZ

– Rejouez mentalement l'épisode du « faux pas ».
– Réfléchissez à la raison pour laquelle il a eu lieu.
– Pensez à la façon dont vous avez réagi : colère, abattement, tristesse... Désamorcez le processus, cela vous servira une pro-chaine fois.
– Avez-vous essayé de retarder au maximum le moment où vous avez craqué ? Avez-vous essayé de vous changer les idées en entreprenant une autre activité ?

DÉCIDEZ DE REPRENDRE LE CONTRÔLE

– Ne sautez surtout pas le repas suivant. Mangez simplement un peu moins.
– Ou faites un peu plus d'exercice pour brûler les calories sup-plémentaires.
– Mieux vaut faire un extra au cours des repas qu'en dehors. Il sera ainsi mieux assimilé. L'organisme tient compte de l'ensemble des nutriments apportés.

13

LE PIÈGE DES ÉTIQUETTES, ET AUTRES PIÈGES

Comment ne pas perdre la tête devant les étals des supermarchés ?

Une des solutions, à mon sens, consiste à décrypter la composition des produits, afin de ne pas acheter n'importe quoi. Donc de regarder la quantité de glucides, de protéines, de lipides et de calories.

Cette composition est inscrite dans les ingrédients, par ordre décroissant. Si l'huile vient d'abord, le produit est gras. Quand des patients m'annoncent, tout contents, s'attendant à être félicités, qu'ils ont mangé régulièrement des légumes depuis la dernière consultation, je leur demande lesquels. « Des poêlées de petits légumes surgelés », répondent certains. Je deviens méfiant car, dans la plupart de ces plats, l'huile arrive en premier. Alors, attention aux kilos ! Si le sel arrive en premier, le produit est à déconseillé aux hypertendus et à ceux qui font de la rétention d'eau. Si c'est le sucre, le produit est avant tout sucré.

Mais attention ! Seul le saccharose a droit à la dénomination « sucre ». Comme je l'ai déjà précisé, les autres sucres (simples, comme le fructose, ou complexes, comme l'amidon ou les polyols) ne sont pas pris en compte par la législation. Ils ne sont donc pas indiqués comme des sucres. C'est grave !

Pour résumer : si vous achetez un cake aux fruits, quand une marque indique d'abord les matières grasses végétales, et qu'une autre marque indique, en premier, l'existence de fruits, privilégiez le second produit. Vous pouvez vous fier à l'étiquetage nutritionnel. Il est fiable et lisible, si vous savez traduire les grammes en calories[1] *(voir tableau pp. 85-88).*

Prêter attention aux calories inscrites sur les étiquettes permet d'acheter plus judicieusement. En comparant l'apport calorique de deux produits laitiers « identiques », de marques différentes, vous choisirez le meilleur produit du point de vue nutritionnel, d'autant qu'il est généralement moins cher.

Vous pouvez passer le message aux enfants. On sait combien ceux-ci sont attirés par les étals de produits laitiers. Suggérez-leur de choisir un produit à leur goût, mais moins riche en calories, en expliquant pourquoi. L'enfant comprend ce type de message. Il aura le plaisir alimentaire avec un produit plus sain.

Attention aussi aux produits écrémés, les fabricants ajoutent une dose supplémentaire de sucre. En général, moins il y a de matières grasses, plus il y a de sucre. Pas le bon sucre « lent » des féculents, mais le sucre raffiné, le saccharose.

En règle générale, soyez particulièrement vigilant(e) avec les matières grasses. « Allégé en matières grasses », lit-on sur certains pots de yaourt. Vous regardez la composition du produit et vous découvrez alors qu'il est passé de 200 calories à 100. C'est mieux, mais beaucoup trop par rapport à un yaourt normal ; donc autant prendre un yaourt normal. Si vous lisez : « Trois fois moins de matières grasses » sur la version *light* d'un yaourt, cela ne signifie pas forcément qu'il contient trois fois moins de matières grasses que les autres yaourts du même type. En tout cas, le produit est loin d'être écrémé à 100 %.

---

1. Jean-Paul Blanc, *Le Petit Livre de la minceur,* First Éditions, 2002.

Parfois, vous ne verrez pas « graisses » ou « huile », mais « matières grasses hydrogénées ». Un piège ! Une façon de camoufler la réalité derrière des termes sophistiqués. Cette matière grasse est généralement de l'huile de palme, un acide gras saturé très nocif pour la santé. Avec elle, le taux de LDL (le mauvais cholestérol) s'envole ; donc les risques de maladies cardio-vasculaires aussi. Tout le travail de rééducation des nutritionnistes vise, justement, à réduire ces graisses saturées, déjà trop importantes dans notre alimentation.

Des instituts, comme Que choisir ?, et des associations de consommateurs, comme CLCV (Consommation, logement et cadre de vie), demandent une meilleure lisibilité des étiquettes. Ils proposent, notamment, de faire figurer des « camemberts », ces schémas en cercles indiquant les proportions. La répartition des lipides, glucides et protéines serait immédiatement visible.

Ils proposent aussi de remplacer « lipides » par « graisses », « glucides » par « sucres complexes » (ex-sucres lents) ou « sucres simples » (ex-sucres rapides), et « protéines » par « acides aminés ».

Je demande parfois à mes patients de me rapporter quelques étiquettes nutritionnelles, afin que nous les décodions ensemble et que nous découvrions les pièges dans lesquels ils peuvent tomber.

La publicité de l'industrie agroalimentaire

Ce sont les consommateurs français qui ont fait reculer le gouvernement sur la vache folle. Des consommateurs avertis et critiques peuvent agir sur les agissements de certains fabricants, qui se posent peu de questions métaphysiques quant à la santé au long cours de leurs concitoyens.

La publicité de l'industrie agroalimentaire nous tend des pièges permanents et, comme nous y sommes soumis à longueur de journée, il est difficile d'y échapper.

Nous n'entendons pas que des bêtises. Je n'ai rien contre certaines campagnes. Qu'un sportif de renommée internationale, comme Zidane, conseille de boire de l'eau minérale avant un match, pourquoi pas ? Vanter les vertus des eaux minérales, d'accord ; elles existent, c'est prouvé. Le problème est que le Bureau de vérification de la publicité (BVP) s'attache aux manquements déontologiques en matières raciale, sexuelle et religieuse, mais néglige le contenu médical des publicités. Cela devrait changer prochainement. Je l'espère. En attendant, les publicitaires s'en donnent à cœur joie.

Leurs messages sont tendancieux. Je pense à l'un d'entre eux. Dans une classe, une institutrice enseigne à des mères de famille les vertus d'une barre chocolatée. Ignorant tout de cette friandise, ces mères, avides d'apprendre, sont renseignées sur son goût, ses bienfaits énergétiques. Le spot est intelligent : les spectatrices se reconnaissent, s'identifient et auront tendance à choisir ce produit, plutôt qu'un autre, pour leurs enfants, notamment en guise de collation. Une bonne mère serait celle qui donne à son enfant un tel produit, voilà ce qui est suggéré avec talent.

Or, les barres chocolatées contiennent du sucre et des graisses : le pire mélange. Un mélange encore plus nocif quand il est pris en dehors des repas. Il déclenche une sécrétion d'insuline. Celle-ci stocke le gras et déclenche, à son tour, une nouvelle envie de manger.

Autre spot : un groupe de trentenaires actifs — essentiellement des femmes —, beaux, lumineux, pleins de vie et de santé se presse devant un distributeur. Ils ont la « fringale ». « On écarte le problème du régime ? Je fais attention, je ne peux pas me le permettre », déclare une jeune femme réticente. Une amie intervient, enthousiaste : « Ne t'inquiète pas. Tu peux manger cette barre chocolatée, c'est diététique. C'est bon pour la santé. » Et voilà la première jeune fille convaincue. Miracle de la pub, convaincre est rapide ! D'autre part, attention ! De manière générale, le grignotage entre les repas met considérablement en cause l'équilibre alimentaire.

« C'est comme des morceaux de poulet », affirme une publicité qui, pour vanter un fast-food, présente l'image d'un poulet fumant et onctueux. Or, ces morceaux de poulet sont panés, donc bourrés de matières grasses, donc nuisibles. Dans cette publicité, l'image du gras est si « belle » qu'on en saliverait. Comme il n'y a aucune allusion au gras, on oublie qu'en dégustant le poulet, on déguste aussi du gras à gogo.

La communication des fast-foods privilégie aujourd'hui l'image conviviale de leurs restaurants. Vous devez y aller pour le plaisir, l'atmosphère, la bonne ambiance. Tout le monde est content, c'est *happy family*. Une de leurs publicités met en scène un obèse pour donner un aspect accueillant et sympathique à l'entreprise. L'obèse est là pour son côté « amusant », jovial. Il ne dit pas qu'il essaiera de faire attention à son alimentation. Ce serait trop beau.

En 2002, une de ces firmes a annoncé qu'elle allait réduire la quantité de graisses de certains plats. Pourquoi ce revirement ? À cause de la baisse de fréquentation de ses restaurants, de la méfiance grandissante des consommateurs français, de sa volonté de prouver son souci de l'équilibre alimentaire aux défenseurs de la santé publique, qui se mobilisent de plus en plus. En 2002, plusieurs entreprises agroalimentaires ont été poursuivies par la justice américaine pour leur responsabilité dans l'obésité.

Depuis 2002, une filiale française propose donc des plats allégés : yaourts, salades, hamburgers végétariens... Dans l'une de ses dernières campagnes de publicité, un professeur de médecine pose le problème de fond — l'explosion de l'obésité infantile —, et une diététicienne incite les enfants à ne fréquenter le fast-food qu'une fois par semaine. Cela prouve que notre pays est une exception culturelle et culinaire, qu'il résiste, malgré tout, à l'américanisation, qu'il est plus sensible aux précautions nutritionnelles.

Les fast-foods ne sont pas à éviter, dès lors que les parents remplissent leur rôle éducatif ou que les adultes restent conscients des choix alimentaires pratiqués. C'est la non-perception de ce que l'on mange qui est dangereuse pour le poids.

Des messages sont, subtilement, détournés de leur contexte, pour avoir force de loi. Un coup de telle barre chocolatée, « c'est riche en énergie ». Ce n'est pas faux... à condition de s'entendre sur le mot *énergie*. Les publicitaires assimilent *énergie* à *force*, à *vigueur*, à *bonne santé*. Pour nous, nutritionnistes, *énergie* est synonyme de « riche en graisses, riche en calories ». Un spot montre une sylphide dégustant, avec un plaisir manifeste, sa pâte à tartiner sur une baguette gigantesque, offerte comme gâteau d'anniversaire. Je doute fort qu'elle en prenne, ne serait-ce qu'une cuillerée, en dehors des prises de vue. Une barre chocolatée « équivaut à un verre de lait » ! Si c'est vrai, alors autant boire un verre de lait ! Une barre chocolatée contient évidemment bien autre chose que du lait ! Mais taisons cela...

Le secteur où les fabricants rivalisent le plus d'imagination semble être celui des produits lactés, dont les étals s'étendent désormais sur une longueur impressionnante. La France est n° 1 mondial pour la production et la vente de ces produits.

À sa naissance, le yaourt était considéré comme un médicament, destiné à restaurer la flore intestinale. On le trouvait dans les pharmacies de Barcelone. Ce fut, un jour, le premier produit lacté à être vendu en grandes surfaces.

Un yaourt de base a autant d'avantages nutritionnels qu'un yaourt sophistiqué, et son prix défie toute concurrence. Justement ! Il n'est plus assez rentable. Tous les supermarchés fabriquent le leur, à faible coût. Il a donc fallu innover. Et voilà que sont apparus — idée lumineuse — les yaourts dotés d'un petit « quelque chose en plus ». Tel yaourt est « enrichi en calcium », mais tous les yaourts contiennent du lait, donc du calcium ! Y a-t-il réellement une dose supplémentaire de calcium suffisamment importante pour qu'elle se répercute sur la santé ? C'est impossible. Pour couvrir notre apport quotidien en calcium (soit environ 1 g), ce n'est pas un mais six yaourts qu'il faudrait consommer. Tel yaourt offre « encore plus de protéines », mais tous les yaourts en apportent 5 g. De nouveau, le rajout est insuffisant pour agir sur la santé. Tel produit est « enrichi » en vitamines B1, B6, B12, ou en fer. Un produit « normal » a le même bénéfice nutritionnel. Simplement, le premier est plus cher.

Autre idée lumineuse : les yaourts au lacto-bifidus. Pour nous donner l'envie d'en consommer, les publicités s'attardent sur le tube digestif d'une charmante jeune femme en train d'en digérer un. En fait, ces yaourts contiennent plus de fibres et de champignons, mais si peu, si peu que c'est dérisoire. Avec la connotation « bio », les publicitaires cherchent à faire vibrer la fibre écologiste, à donner l'impression d'un yaourt élevé en plein air, comme les poulets ! Un yaourt encore plus sérieux que les autres, puisqu'il prend en compte la dimension gastro-entérologique. Voilà pour nous convaincre de l'impact du produit sur la flore intestinale. Cette allégation est pseudo-médicale, il n'y a aucune preuve scientifique à l'appui. En attendant, ces yaourts coûtent généralement plus cher qu'un yaourt nature !

La « créativité » de l'industrie agroalimentaire fonctionne à toute allure. Je me souviens qu'un été, au retour de vacances, je suis allé faire les courses dans un supermarché. En un mois, était apparue une ribambelle de nouveaux produits lactés : des yaourts « enrichis aux pépites de chocolat », des mousses « aux deux et trois chocolats », des yaourts « aux céréales » pour que « ça croque davantage », etc. Autant de produits bons au goût, selon certains, mais à la saveur industrielle, truffés de produits incontrôlables, et qui se rapprochent des confiseries. Ils contribuent à rendre l'alimentation complètement anarchique, beaucoup trop riche en graisses et en sucre, donc malsaine. En plus, ils ne calment pas la faim, puisque le sucre appelle le sucre. Mieux vaut s'en tenir aux produits basiques et éviter de tomber dans cette dérive.

Derrière les allégations pseudo-nutritionnelles, se cachent bien sûr les visées commerciales de l'industrie agroalimentaire : amener les clients vers des marchés encore inexploités, pour augmenter les marges bénéficiaires, déjà impressionnantes. Les enfants ne sont pas oubliés. De jolies étiquettes, collées sur les produits, leur rappellent les personnages qu'ils aiment. Les dirigeants des supermarchés s'en préoccupent aussi, qui aménagent leurs étals de façon judicieuse. Le sucré (barres chocolatées, boissons sucrées, gâteaux fourrés...) est en bas, les produits plus diététiques en haut. Le riz, les haricots verts, les pâtes sont parfois difficiles à atteindre. Le tout à l'avenant. Les friandises sont souvent placées près des caisses, passage obligé avant de payer. L'attente aux caisses est longue, l'enfant regarde, prend, et les parents achètent. Nous tombons tous dans ces pièges, même moi qui fais de la nutrition.

La publicité ne se contente pas d'être tendancieuse. Peut-être avez-vous vu, à la télévision, un spot mettant en scène un enfant qui laisse tomber son gâteau dans un bac à sable, forcément très sale ? L'enfant ramasse le gâteau, le porte à la bouche, puis avale une gorgée d'un produit miracle aux ferments lactiques actifs. Suit une descente dans son estomac, où les mauvaises bactéries se heurtent à la paroi protégée par le ferment lactique actif. Et, là, miracle ! Chassées, les « mégacrasses ». Les « mégacrasses » ! Un mot inventé pour la circonstance.

C'est faux et archifaux. Ce genre de produit n'a aucun pouvoir « nettoyant ». L'association de consommateurs CLCV[1] a demandé l'interdiction de ce spot. La firme n'a pas discuté, preuve de l'aberration de la publicité. Le spot « Bac à sable » a été supprimé, mais le mal a été fait pendant plusieurs semaines. Je suis sûr que beaucoup de parents et d'enfants continuent de penser qu'il existe des ferments éliminant les « mégacrasses ». D'autant qu'une autre pub est toujours diffusée : un enfant absorbant par inadvertance de l'eau, dans une piscine, et chassant toujours les « mégacrasses » à coups de ferments lactiques.

La voracité financière de l'industrie agroalimentaire la pousse à augmenter sans cesse la taille de ses produits. Le pot de yaourt traditionnel est passé de 80 à 125 g en l'espace d'une vingtaine d'années. On en trouve même à 150 g, pour une portion individuelle. Cette quantité est devenue la « norme » que l'on nous pousse à intégrer. À force de voir des quantités toujours plus importantes, nous en venons peu

---

1. Consommation, logement et cadre de vie.

à peu à les adopter. Voilà comme on introduit un nouveau besoin. L'organisme n'a nul besoin d'une telle quantité pour un repas, ni d'un apport calorique aussi important.

Il n'est pas évident de découvrir la supercherie. La notice indique la quantité de calories pour 100 g. Le client fait le calcul pour ces 100 grammes, oubliant que le produit en contient 125, et qu'il faut multiplier par 0,25.

Ont débarqué aussi, sur le marché, les « mégasteaks », les « méga-Esquimau » (25 % en plus). Le prix de ces Esquimau est resté le même. Quelle aubaine ! Davantage de crème glacée pour le même prix ! Nul doute que celui-ci ne tardera pas à s'envoler.

Aux États-Unis, les fabricants augmentent la taille des emballages des produits alimentaires. Les bouteilles de 1 L sont quasiment introuvables. Elles sont passées à 2, pour un meilleur prix que l'eau minérale. Vu la quantité de sucre dans les sodas (75 cl = 15,5 morceaux), il y a de quoi être effrayé. Dans les cinémas américains, le pot de pop-corn est désormais 1,5 kg ! La France se met au goût du jour américain, avec des pots de 500 ml, voire de 1 kg. Les halls des salles de cinéma multiplexes se veulent accueillants, avec des rayons « Confiseries » très fournis. Aux États-Unis, les sièges sont équipés de tablettes permettant de poser son plat de poulet et de poisson panés, plus des frites, plus une boisson, plus une crème glacée, à déguster pendant le film. Comment résister ?

Aujourd'hui, un « bon » directeur de salle — entendez : un directeur rentable — réalise son chiffre d'affaires non pas grâce au nombre d'entrées, mais grâce aux ventes des confiseries. C'est aux pop-corn, aux crèmes glacées, aux bonbons... qu'il est reconnu. C'est le cas pour certains grands circuits français de distribution. Je vais plus loin : désormais, dans l'un d'entre eux, les directeurs sont recrutés parmi d'anciens gestionnaires de l'agroalimentaire ! On voit jusqu'où va l'intrusion de ce secteur.

Le danger de tout ce système est que nous sommes amenés à augmenter notre apport alimentaire quotidien. L'estomac se dilate et, quand il se dilate, il réclame sa part.

Désormais, les enfants ont droit chaque année à la Semaine du goût, à la Semaine de l'éveil alimentaire. J'y suis plutôt favorable, tant le goût des enfants est dévoyé par les nouvelles habitudes alimentaires. Oui, mais... la dernière Semaine du goût a été supervisée par une firme agroalimentaire américaine. C'est elle qui a déterminé le programme nutritionnel destiné aux écoles. Les diététiciens qui établissent les menus ont suivi les suggestions de cette entreprise et les enfants ont découvert ses produits. Sous couvert d'une action éducative nécessaire et tout à fait bénéfique, une entreprise a passé ses messages. Dans le domaine de la santé bucco-dentaire, une marque de dentifrice a supervisé des campagnes de brossage des dents. Une telle campagne est tout à fait idoine, la majorité des Français se lavant rarement les dents. Mais pourquoi est-ce une firme privée qui la prend en charge, et non le ministère de la Santé ?

Plus pernicieux. Aux États-Unis, où la plupart des écoles s'autofinancent, des sociétés de services leur proposent régulièrement, clefs en main et gratuitement, du matériel audiovisuel dernier cri. En échange de quoi, les élèves ont l'obligation de regarder dix minutes par séance éducative des programmes publicitaires sur les produits alimentaires. Autre nouveauté : un contrat entre les instituteurs et une marque de pizzas. Les instituteurs déterminent avec les enfants le nombre de livres à lire dans l'année. Si les enfants remplissent leur contrat, la récompense est un menu de fête dans les restaurants du groupe, avec gadgets et bien sûr pizzas. Voilà donc les enfants encore plus captifs d'un plat particulièrement gras et calorique. Toujours aux États-Unis : dans le cadre de la journée annuelle de l'école consacrée à la récolte de fonds, les enseignants font le service dans un fast-food. Plus ils vendent de repas aux élèves, plus les caisses des écoles se remplissent. Cette initiative fait partie du programme éducatif des écoles !

La force de l'industrie agroalimentaire est de s'approprier les droits dérivés des films pour enfants — ce qui lui permet d'établir un signe de reconnaissance immédiat auprès des jeunes. Sur les emballages, les enfants retrouvent leurs personnages favoris : Harry Potter, Pokemon, Spider-man, Star Wars, et autres.

Nouvelle folie : les distributeurs automatiques

Ils envahissent les lieux publics. On les trouve à l'entrée des clubs sportifs, et leurs produits nocifs annihilent tous les efforts qui y sont fournis. On les trouve dans les écoles, les collèges, les lycées et les conservatoires de musique. Leur contenu est incontrôlable, dans la mesure où ils sont approvisionnés par des sociétés de services. S'ils offraient des fruits et de l'eau minérale, il n'y aurait rien à dire. La responsabilité des directeurs d'établissement et des parents d'élèves est engagée. Ils peuvent réagir. Sur les quais de métro, avec ces distributeurs, la nourriture devient accessible de six heures à une heure du matin. Vous attendez le métro, la journée a été lourde, vous êtes las(se), vous ressentez une petite faim (« Deux doigts coupe-faim », dit la pub), qui peut d'ailleurs être une sensation de fatigue, plus que de faim. Les douceurs sont là, juste derrière une vitre, tentantes. Souvent, rien qu'à les voir, vous en avez envie. La vision crée l'envie et le besoin.

Un nutritionniste ne peut pas aider ses patients à se nourrir correctement s'il ne connaît pas le monde dans lequel ils évoluent, notamment les ravages qu'y commet l'industrie agroalimentaire.

Le coût direct des conséquences du surpoids et de l'obésité (arrêts de travail, accidents cardio-vasculaires, hospitalisation, médicaments...) a été évalué à 2 milliards d'euros (13 milliards de francs) en 2001.

À cela s'ajoute le coût indirect (produits de régime, crèmes, appareils, chômage...), difficilement chiffrable. La même année, le budget annuel de l'agroalimentaire pour la communication externe (essentiellement des campagnes publicitaires) s'est élevé à environ 9 milliards d'euros (59 milliards de francs) !

Il me semble que l'État devrait faire contrepoids à cette puissance financière, désormais incontournable, et s'engager davantage dans des campagnes d'éducation et de prévention contre la surcharge pondérale. Son Plan national nutrition santé, lancé en mars 2001 par le ministère Kouchner, témoigne, semble-t-il, d'une volonté d'agir. Un guide alimentaire, *La Santé vient en mangeant,* l'accompagne, adressé à tous les médecins, et mis en vente dans les kiosques. Le premier des neuf objectifs prioritaires, mis en avant en novembre 2001, visait à augmenter la consommation de fruits et légumes, pour tenter de diminuer la surcharge pondérale. Très bien ! Deux mois après le lancement de cette première opération, en janvier 2002, le franc devenait euro, et les prix étaient arrondis à la hausse. Les fruits et les légumes ont augmenté de 20 à 25 %. D'un côté, on lance une campagne de prévention et d'éducation, de l'autre, en ne bloquant pas les prix, on empêche les gens d'origine modeste, les plus victimes de surpoids, de la suivre. Cela donne à réfléchir sur la réalité de la volonté gouvernementale.

Que peut-on faire ? Une campagne nationale sur ces différents sujets risque de donner de trop modestes résultats. Il ne sert à rien de tirer tous azimuts. On peut imaginer des campagnes ciblées, dans les journaux et magazines à grand tirage, les journaux pour enfants, à la télévision, avant certains programmes pour la jeunesse. Est-ce réalisable ? Je ne sais pas, mais on peut rêver d'avertissements du genre : « Attention, vous allez voir des publicités. Ne confondez pas ces images avec le monde réel », ou : « Apprenez à lire et à comparer les étiquettes ».

14

DU *LIGHT* PAS SI « LIGHT »

Savoir maîtriser les produits allégés

Un des derniers romans que j'ai lus s'intitule *Le Sourire noir.* L'auteur, Serge Brussolo, raconte l'histoire d'une molécule miracle, découverte par hasard. Elle fait maigrir mais noircit les lèvres, à la moindre bouchée — d'où le titre. Et plus les personnages mangent, plus ils maigrissent. Jusqu'à en mourir.

C'est le rêve de tant de personnes aujourd'hui qui aimeraient non pas mourir de trop manger, mais consommer à leur gré et sans grossir. L'industrie agroalimentaire l'a fort bien compris, qui a tenté de faire croire, avec les produits « light », que l'on approchait de ce rêve.

Jusqu'à présent, elle n'a pas — encore — trouvé le moyen de fabriquer des protéines « light », de la viande ou du poisson sans matières grasses. Elle se limite donc au sucré, la toute première saveur que l'être humain découvre. Il s'agit de proposer aux consommateurs le plaisir alimentaire, mais sans l'inconvénient des calories dues au sucre et au gras. Afin de s'accorder aux préoccupations pondérales actuelles.

Il n'y a pas de saccharose (le sucre « normal ») dans les sucrettes et les boissons « light ». Mais aucun produit « light » n'est tout à fait innocent, contrairement à ce que beaucoup pensent.

La saccharine, édulcorant de synthèse (découvert en 1879 !), procure le plaisir du sucré grâce à des substances opioïdes, mais elle contient du sucre. De façon infinitésimale certes, par rapport à la quantité contenue dans le saccharose, le sucre « normal ». L'avantage est son pouvoir sucrant, 300 à 500 fois supérieur à celui du sucre ; donc on l'utilise en moindre quantité. Autre avantage : l'organisme ne métabolise pas la saccharine, il l'élimine.

L'aspartam, lui, a un pouvoir sucrant 200 fois supérieur au sucre mais, à forte dose, il est métabolisé par l'organisme.

Ces deux édulcorants provoquent une sécrétion réflexe d'insuline. Celle-ci, à son tour, provoque une baisse de glycémie et une nouvelle envie de sucre. Cette réaction serait transitoire et disparaîtrait avec une consommation régulière. L'ennui avec ces édulcorants, c'est que le cerveau conserve son appétence pour le sucré.

Les mentions « appauvri en glucides » ou « à teneur en glucides réduite » signifient que les produits contiennent de 50 à 70 % de la quantité de glucides du produit initial. C'est encore beaucoup. Les confitures et compotes « light », « sans sucre ajouté », sont fort prisées. Il reste néanmoins le fructose des fruits, moins vite assimilé que le saccharose, mais tout de même calorique.

Quant aux bonbons et aux chewing-gums « sans sucre » (même ceux des pharmacies), leur valeur glucidique est identique aux vraies confiseries, mais ils ont moins d'effets sur la glycémie (le taux de sucre dans le sang). Ils pénètrent moins dans le sang. En consommer régulièrement provoque ce petit dérapage de cinquante calories par jour qui conduit à prendre quatre kilos de masse grasse en dix ans.

Si vous ne maîtrisez pas les produits allégés, vous risquez de développer une préférence accrue pour le sucré, donc de vous orienter en priorité vers les produits les plus sucrés. Vous risquez aussi de surconsommer. Le cerveau ne s'y trompe pas, les messages sensoriels envoyés par les produits « light » ne le satisfont pas.

Un seul yaourt à l'aspartam suffit rarement, il a souvent un goût de « revenez-y » pour retrouver le goût initial du produit. Comme vous avez bonne conscience (le produit n'est-il pas allégé ?), vous prenez double dose. Résultat : vous avez double apport calorique. Deux yaourts à l'aspartam équivalent, en calories, à un yaourt nature. Un yaourt 0 %, à l'aspartam et aux fruits, équivaut à une cinquantaine de calories. Deux, à une bonne centaine. Un yaourt nature, au lait entier, à quatre-vingts. Cela vaut-il le coup de prendre du « light » ? Un yaourt au lait entier a vraiment le goût de lait entier. Généralement, un seul suffit car il est légèrement plus lourd à digérer.

Acheter du « light » masque nos dérives. Là est le danger. Si vous arrivez à rester raisonnable, à ne pas augmenter votre ration sous prétexte que c'est du « light », c'est bien. D'autant que, à l'instar des produits ordinaires, l'agroalimentaire a augmenté la taille de ses produits allégés. Si vous acceptez d'être un peu frustré(e) (le « light » est quand même moins bon), attention à ne pas l'être trop. Vous risquez de craquer sur un produit « normal » et de relativiser votre écart, sous prétexte que vous avez mangé du « light », donc « rien ».

Qui ne tombe pas dans ces pièges ? D'autant que l'agroalimentaire trompe allègrement les consommateurs, qui n'achètent pas toujours ce qu'ils pensent acheter.

L'histoire du chocolat « allégé » en témoigne. Lancé avec force publicité, ce chocolat a eu son heure de gloire. En réalité, il était enrichi en sucre. Les fabricants n'avaient trouvé que ce moyen pour lui donner du goût. Mais ce chocolat était moins bon. Le cerveau ne s'y trompait pas, les « accros » du chocolat non plus. Ce produit contenait 520 calories par tablette, contre 550 pour du chocolat ordinaire. 30 calories de différence, c'est infime. Cela ne valait pas le coup de se priver, d'autant que le « light » coûtait deux fois plus cher. Quant au chocolat sans sucre pour diabétiques, il contient de 30 à 50 % de glucides, contre 60 %

pour le chocolat ordinaire, mais 35 % de lipides contre 30 % pour l'ordinaire. Donc moins de sucre, mais plus de gras, alors que les diabétiques doivent réduire leur quantité de sucre, mais aussi de gras ! C'est honteux !

Certaines boissons rafraîchissantes à base de thé contiennent beaucoup de sel. Les consommateurs ont donc tort de croire que ce type de boisson a des vertus particulièrement bénéfiques sur leur état de santé. Les surimis sont vendus comme un « geste santé », alors que ce sont des déchets de poisson. On sait ce que « déchets » signifie pour les industriels. Ce sont « vraiment » des déchets. Actuellement, les paquets sont vendus accompagnés de sauces, dans des pots, certes, petits, mais ce sont autant de lipides en plus.

Le beurre « light », lui, est intéressant et pratique. Il contient moins de matières grasses : 22 ou 41 % dans une plaquette de beurre allégé, contre 88 % pour le beurre normal. Comme le « light » contient plus d'eau, il s'étale plus facilement et l'on contrôle mieux la quantité utilisée. Au niveau du goût, la différence est peu sensible.

Rappelons-le, les margarines sont aussi caloriques que le beurre. Mais leur goût est différent et certaines contiennent du phytostérol, un cholestérol végétal qui peut diminuer le LDL-C (mauvais cholestérol), en empêchant, en partie, l'absorption du cholestérol alimentaire. Ces dernières devraient être achetées sur les recommandations de votre médecin.

Les plats allégés sont valables lors d'une rééducation alimentaire. La gamme est vaste, les produits hypocaloriques et la proportion glucides/lipides/protéines respectée. Il reste qu'ils sont parfois trop salés et que leur taille est généralement calibrée. Il n'y a pas du S, du M, du L et du XL. La quantité est rarement suffisante pour un homme. Une entrée, un plat allégé et un dessert ne le combleront pas, surtout s'il est gros mangeur. Terminer un repas avec la sensation de faim, c'est le grignotage assuré, quelques heures plus tard.

Enfin, ces produits coûtent cher. Or, les problèmes pondéraux importants touchent surtout les classes socio-économiques défavorisées, n'ayant *a priori* pas les moyens financiers d'acheter des produits allégés. Les consommateurs de plats allégés sont plus aisés et ont moins de problèmes de poids.

L'alliance entre l'industrie agroalimentaire et des instituts de recherche publics renommés, comme l'Institut Pasteur de Lille, pour vanter des produits allégés, me semble dommageable. Actuellement, les « produits santé », estampillés « approuvés par le corps médical » ou « approuvés par l'Institut Pasteur » sont légion. L'approbation du corps médical et d'un institut à l'« aura » particulière incite les consommateurs à les adopter.

Ce n'est pas l'alliance que je réprouve, c'est le marketing qui suit. Ce n'est pas l'approbation de l'Institut Pasteur qui me gêne, mais l'utilisation qu'on fera de son imprimatur. Une étude est menée, depuis 1994, par des chercheurs de l'INSERM (Institut national de la santé et de la recherche médicale) sur l'impact de la nutrition sur certaines pathologies : cancer du sein, cancer du côlon, maladies cardio-vasculaires... Cette étude (SU.VI.MAX. : supplémentation en vitamines et en minéraux antioxydants) cherche à déterminer ce qu'il faut rajouter, et à quelle dose, pour empêcher l'apparition de ces maladies. Eh bien, une firme célèbre vendant des produits céréaliers s'en est emparée. L'entreprise cite ouvertement SU.VI.MAX. sur ses paquets. « Mangez des céréales, au petit déjeuner. Il y a des vitamines, des minéraux antioxydants, et, en plus, vous buvez du lait. C'est bon pour la santé. L'étude SU.VI.MAX l'a prouvé », dit la publicité. L'utilisation du concept « capital santé » est évidemment un bon argument de vente !

Il faut éviter ce genre de dérives.

15

LA DÉRIVE DES MÉDICAMENTS

Les coupe-faim et autres molécules anti-graisse

Si, un jour, un médecin vous prescrit un médicament contre l'obésité, alors que vous n'êtes que légèrement enrobé(e), fuyez.

Dans les années 1980, un laboratoire français avait sorti un fameux « coupe-faim » très efficace, surtout pour les pulsions vers le sucré. En peu de temps, il est devenu « le » médicament. Très gros, moins gros, et pas gros du tout, mais qui se pensaient gros, se sont précipités, et les médecins avec. Ils ont prescrit ce coupe-faim de façon inconsidérée. On le trouvait même en vente libre en pharmacie. Aux États-Unis, on le trouvait également en vente libre dans les drugstores, mais on l'associait souvent à un autre médicament contre l'obésité, inconnu en France. Cette association était formellement contre-indiquée. Plusieurs personnes en sont mortes. Ce coupe-faim pouvait provoquer d'importants troubles respiratoires. En France, une jeune femme, dont le cas a été médiatisé, a subi une greffe cœur-poumons, ces troubles ayant entraîné une hypertension artérielle pulmonaire, maladie gravissime. L'erreur médicale a été double. Un médecin du travail (qui n'a pas le droit de prescrire) avait néanmoins fait une ordonnance, et ce pour un médicament inapproprié, la jeune femme n'ayant que quelques kilos en trop. Quand l'affaire est venue devant les tribunaux, son avocat a mis en avant la responsabilité du laboratoire, pour frapper là où il pouvait obtenir le maximum de dommages et intérêts. On comprend la patiente, qui est handicapée à vie.

En 1996, après une dizaine d'années de gloire et plusieurs morts, ce coupe-faim a été retiré du marché. Des recherches supplémentaires avaient révélé, entre-temps, que la molécule agissait au niveau central (le cerveau), mais aussi en périphérie, au niveau des valves cardiaques — d'où de possibles valvulopathies gravissimes.

« En premier, ne jamais nuire », voici l'une des premières obligations du médecin. Tous les médicaments ont des effets secondaires. Aussi le médecin, avant d'en prescrire, doit-il constamment peser le pour et le contre. Mais cette affaire du coupe-faim semble parfois oubliée. Certains médecins (moins qu'avant, certes) n'hésitent pas à recommander à des patients pressés de maigrir la « triade » bien connue : un mélange d'extraits thyroïdiens, de diurétiques et d'amphétamines, sous couvert d'homéopathie. Un mélange détonant, dangereux, absolument contre-indiqué, et interdit. Certains de ces médecins, comme s'ils étaient de mèche avec des laboratoires, prescrivent toujours les mêmes produits et recommandent les mêmes pharmacies. Certains patients semblent malheureusement prêts à tout avaler. Peu importent les effets secondaires, du moment qu'ils maigrissent. Y compris en détournant les prescriptions médicamenteuses, ou en prenant un antidépresseur bien connu.

Leur espoir est alimenté par les médias qui, régulièrement, vantent des médicaments anti-kilos, des médicaments anti-graisse, ou autres inepties... Récemment, plusieurs quotidiens ont fait paraître, en première page, un encart publicitaire pour la sortie de « la nouvelle molécule anti-graisse ». Ce type de publicité devrait être interdit. Il y a peu, sur une chaîne de télévision, un journaliste annonçait, à une heure de grande écoute, l'arrivée d'un médicament miracle contre l'obésité. Des expériences, affirmait-on, seraient déjà pratiquées sur les souris. Pour en arriver à l'homme, il suffisait d'un peu de patience.

Diffuser pareille information est scandaleux. Tout médicament est testé pendant une vingtaine d'années chez l'homme, selon différentes étapes, avant d'obtenir, enfin, l'autorisation de mise sur le marché (AMM) et de pouvoir être commercialisé (avec des dossiers d'expertise énormes). Les réactions des souris et celles des hommes étant différentes, on ignore tout des effets secondaires d'un tel médicament chez l'homme. Tant qu'il n'y a pas d'expérimentation sur les volontaires sains, puis sur les volontaires malades, puis sur le public (phases II, III et IV d'une étude), il n'y a aucune certitude.

En fait, à l'heure actuelle, il n'existe que deux médicaments anti-obésité. Ils doivent être prescrits quand le poids est devenu maladie, c'est-à-dire en cas d'obésité. Encore faut-il être prudent, bref... peser le pour et le contre.

À ses débuts, le médicament à action centrale était utilisé comme antidépresseur, avant que l'on ne s'aperçoive qu'il joue sur la satiété. La perte de poids est d'environ 10 % du poids originel. Une telle perte étant estimée significative, l'efficacité du médicament est reconnue. Selon les échocardiographies, il n'abîmerait pas le muscle cardiaque, mais il peut fortement augmenter la pression artérielle et la fréquence cardiaque. Une surveillance médicale permanente s'impose donc. Depuis la mort de deux personnes en Italie en 2002, ce médicament est à prescription restreinte depuis décembre 2002. Seuls les cardiologues, les internistes et les endocrinologues en prescrivent. Son renouvellement ne peut être prescrit que sur présentation de l'ordonnance originale, pour une durée maximale d'un an, avec réévaluation renouvelée de l'existence des effets secondaires et de son efficacité en terme de poids. Le patient, une fois qu'il est passé de l'obésité à une simple surcharge pondérale, cesse le médicament. Certains patients, obsédés par leur poids, se font préparer des doses homéopathiques avec ce médicament. Même sous cette forme, la substance est dangereuse car hors du champ d'autorisation de mise sur le marché.

L'autre médicament est à action périphérique. Il agit au niveau de l'intestin. Il se fixe au niveau des récepteurs des cellules intestinales. Ce faisant, il diminue l'absorption des graisses d'environ 20 %. Ces 20 % passent dans les selles, qui deviennent graisseuses ou fluides. Un inconvénient dont les patients doivent être avertis. La perte de poids est la même qu'avec l'autre médicament.

J'ai vu des obèses massifs déçus par ces médicaments. Ils espéraient maigrir davantage. Ils avaient en tête un poids idéalisé, qu'ils n'ont jamais atteint et n'atteindront jamais. Mais, en maigrissant, ils ont réussi, chose essentielle, à quitter la zone à risques. Ils ont stabilisé certains paramètres biologiques et récupéré sept ans d'espérance de vie.

Les médicaments actuels de l'obésité ne sont pas remboursés. Pour les obésités simples, cela ne m'offusque pas. Pour l'obésité massive, si. Des complications surviennent presque toujours. L'obésité étant considérée comme une maladie chronique, ne faut-il pas aussi la considérer comme une affection de longue durée, reconnue par la Sécurité sociale, donc prise en charge à 100 % ? Le risque est peut-être l'assistanat excessif qui s'opposerait à la reprise d'autonomie de ces patients.

Vu l'obsession grandissante du public à l'égard du poids et l'explosion du nombre d'obèses dans le monde, les laboratoires pharmaceutiques s'intéressent fiévreusement à la question d'un traitement médicamenteux efficace.

Les scientifiques ont connu quelques espoirs avec les molécules qui décuplent l'énergie en agissant sur les cellules qui contiennent des mitochondries, véritables usines thermiques. Ces espoirs sont restés vains.

Ils ont également cherché à stimuler le tissu adipeux brun, que l'homme a en petite quantité (il possède surtout du blanc qui permet uniquement de stocker de l'énergie), contrairement aux animaux hibernants qui, eux, sont fortement dotés de graisse brune. C'est elle qui leur permet de stocker du gras, avant d'hiberner, et de le perdre après. Là encore, les recherches n'ont pas abouti.

La réflexion actuelle porte également sur des médicaments « coupe-faim » nouvelle génération. La prudence est de rigueur, les effets secondaires ne sont ni négligeables ni maîtrisés, même après les vingt ans d'expérimentation réglementaire sur l'homme.

On essaie aussi d'agir sur le cerveau puisqu'il est en permanence tenu au courant de l'état des réserves de gras dans le tissu adipeux. Peut-être trouvera-t-on des substances anti-ghréline, ou des inhibiteurs de la ghréline (cette hormone qui stimule l'appétit lorsque l'estomac est vide) ? Mais, pour l'instant, on balbutie sur la compréhension de son mécanisme. La cholécystokinine, sécrétée au niveau du duodénum et du jéjunum (portion de l'intestin grêle), joue également un rôle dans le contrôle de la faim (donc sur le rassasiement). C'est là une autre piste.

Il n'y a pas, et je doute qu'il y en ait un jour, de médicament miracle contre l'obésité, comme il n'y a pas de médicament miracle contre l'hypertension ou le diabète. En revanche, les chercheurs trouveront probablement une association de médicaments qui agira sur le comportement alimentaire, sans pouvoir tout régler.

Même si un médicament est source d'un bénéfice, visible immédiatement dans la prise de sang ou sur le mal dont on souffre, il n'est pas miraculeux pour autant. L'insuline, par exemple, est d'une grande aide, mais elle n'élimine pas le diabète. Faire croire à une personne en surpoids qu'un médicament suffira à régler son problème, c'est lui mentir et l'empêcher de se prendre en charge. À la question : « Avez-vous de l'hypertension ? », certaines personnes répondent que non, alors qu'elles sont traitées.

16

CRÈMES, GÉLULES, TISANES ET COMPAGNIE

Le développement de la parapharmacie

Les médicaments anti-surpoids n'existent pas. En revanche, les produits homéopathiques, phytothérapiques et autres, à visée amaigrissante, foisonnent. La vente de ces produits est largement encouragée par les pharmacies. Les prix étant libres, la majorité des bénéfices provient des produits non remboursés. La demande des consommateurs et les bénéfices induits semblent importants, à voir le développement des secteurs de parapharmacie dans les grandes surfaces.

Les plantes

Les plantes font-elles perdre du poids ? Sincèrement, je ne le crois pas. Je n'ai observé aucun résultat probant. Certaines, comme les algues et les gommes de guar (dérivés d'algues), une fois mélangées à l'eau, gonflent dans l'estomac et agissent sur la satiété. Elles sont valables pour des hyperphages (ceux qui mangent trop), mais elles n'induisent aucune perte de poids significative.

Tous les produits drainants (artichaut, frêne), sous forme de tisanes ou de gélules, favorisent l'élimination d'eau. Ils sont utiles en cas de rétention d'eau avérée. Mais le cas est très rare, contrairement à ce que pensent certains de mes patients. Je n'arrive à les en convaincre qu'en mesurant leur composition corporelle. Le résultat les met face à l'évidence. L'eau compte environ pour la moitié dans le poids d'un adulte. Toute prise de poids s'accompagne d'inflation d'eau, mais de là à parler de rétention, non.

Certains draineurs sont même tout à fait contre-indiqués. Ils contiennent de l'alcool et du sucre, deux éléments à éviter en cas de régime.

Les diurétiques sont des médicaments — j'insiste sur ce mot — qui combattent l'hypertension ou les œdèmes d'origine cardiaque. Ils évacuent l'eau, mais pas la graisse, et la plupart éliminent le potassium. Or, un manque de potassium génère des troubles du rythme cardiaque et des crampes. Les patients arrêtent les diurétiques, souvent en urgence médicale, et leurs kilos perdus reviennent au galop.

Je tiens à mettre en garde contre l'automédication. C'est une pratique à risques, qui peut retarder le diagnostic d'une maladie en cours. Beaucoup de gens passent outre. Ils ont le désir, plus ou moins conscient, de se soigner eux-mêmes (voir le succès du *Vidal familial*), mais surtout la pression sociale, et parfois publicitaire, les incite à essayer le « médicament magique ».

Les plantes médicinales ne sont pas toujours anodines. Certaines contiennent des produits « cachés » qui peuvent déclencher de graves problèmes de santé.

Les crèmes

Leur succès ne se dément pas. Comment résister à ces femmes aux formes superbes qui vous disent, en vous regardant dans les yeux : « Massez-vous, et vous verrez... » La publicité joue avec l'envie de se modéliser par rapport à ce modèle virtuel, et y parvient.

Le massage avec la main améliore la circulation sanguine. Les crèmes hydratent la peau, mais leur action locale sur le capiton graisseux est toute relative. La fameuse « peau d'orange » prend un aspect plus lisse, la peau paraît plus fine. Les crèmes atténuent et retardent l'apparition de nouvelles vergetures, mais elles ne les font pas disparaître. De plus, il faut les utiliser tous les jours. Or, elles coûtent généralement très cher. Les meilleures, cependant, ne sont pas forcément les plus chères. Celles vendues à un prix honnête donnent souvent un meilleur résultat.

Des crèmes créées en collaboration avec des endocrinologues arrivent sur le marché. Elles stimuleraient la leptine, l'hormone qui provoque la sensation de satiété. Nul doute qu'un jour d'autres crèmes plus efficaces seront inventées. Mais si elles sont plus efficaces, c'est qu'elles pénétreront et diffuseront plus profondément dans le système circulatoire. Elles risquent donc d'avoir un effet endocrinologique, en interférant sur les hormones. Les effets secondaires ne sont pas négligeables, et il y aura des précautions d'emploi à respecter.

Aucune étude sérieuse n'a été réalisée sur tous ces produits. Sans étude sérieuse, il n'existe aucune certitude quant à la validité d'une molécule. Qui dit sérieux dit aussi coût ; les études sont de plus en plus coûteuses.

Je pense que les médecins doivent être cartésiens, même si l'intuition intervient dans l'exercice de leur profession. En médecine, le flou n'est pas permis. C'est là tout le dilemme avec ces produits.

L'homéopathie

C'est, là aussi, le dilemme avec la médecine homéopathique, régulièrement débattu d'ailleurs. Aucune étude sérieuse sur l'efficacité de cette médecine n'a été menée à son terme. Cette pratique peut néanmoins donner d'étonnants résultats dans les domaines allergologique et pédiatrique, mais ses promesses me semblent illusoires au niveau du poids. L'homéopathie est sans doute plus efficace au niveau du stress.

L'acupuncture

L'acupuncture établit un contact avec le corps. En cela, elle me paraît intéressante. C'est un moyen, pour toute personne qui a un problème de gestion du poids, d'appréhender différemment son corps, de le réapprivoiser. Mais, là encore, je n'ai constaté aucun effet probant avec cette technique, et je ne peux m'appuyer sur aucune étude sur le sujet car, à ma connaissance, il n'y en a pas eu. Simplement, elle aussi, en agissant sur le stress, peut indirectement aider à maigrir.

L'hypnose

Quant à l'hypnose, c'est au psychiatre, plus qu'au nutritionniste, d'en juger le bien-fondé. Elle doit être pratiquée par des praticiens formés à cette technique. Elle s'inscrit dans une tradition française (les travaux du médecin français Charcot, au XIXᵉ siècle) et représente un réel intérêt pour certains patients, en jouant sur les troubles du comportement alimentaire ou sur un blocage psychique.

La mésothérapie

La mésothérapie (injection de produits à visée amaigrissante dans le derme) a un effet local, mais éphémère, si elle ne s'accompagne pas d'une alimentation équilibrée. Plusieurs produits d'origines ovine et bovine ont été retirés du marché à la suite de l'affaire de la « vache folle ». Cette technique peut supprimer certaines lourdeurs locales, à l'endroit où le pistolet envoie du produit, grâce à de multiples piqûres. Cela peut apaiser la personne qui veut maigrir coûte que coûte. Mais les séances doivent être régulières. Le traitement est cher et long.

L'endermologie

Il l'est aussi pour le rouler-palper, autrement dit l'endermologie. Un appareil (le Cellu M6) aspire, roule et palpe la peau (la main ne peut pas en faire autant) — ce qui modèle légèrement la silhouette (il existe même quelques salons de coiffure qui en proposent !). Toutes ces techniques, en tout cas, nécessitent un certain savoir-faire. Des kinésithérapeutes sont très au fait, mais d'autres non. Quant aux esthéticiennes, cela me pose problème. Que connaissent-elles à la gestion du poids ? Elles n'ont reçu aucune formation dans ce domaine. Elles devraient agir en concertation avec le corps médical.

C'est toujours le même dysfonctionnement : des charlatans et des paramédicaux ont envahi le secteur de la nutrition. Beaucoup exercent dans des instituts, où l'on vous promet monts et merveilles sur votre perte de capiton graisseux. En 2004, il faut être suffisamment critique pour jauger et juger ce type de pratiques, et arriver à s'en démarquer.

C'est aussi le déchaînement côté machines. Certaines chaînes de télévision proposent des appareils qui agiraient sur la graisse en stimulant les muscles. Ces appareils sont absolument inefficaces, sinon pour l'amaigrissement du portefeuille. Certes, les muscles sont stimulés, mais le gras ne disparaît pas pour autant. Le gras est un tissu insensible au passage du courant électrique et aux échanges potassium/sodium.

Le label « Vu à la télé » ne garantit pas l'efficacité. Il faut savoir aussi que, derrière la plupart de ces émissions, se cachent des sociétés de production privées. On utilise des stars pour vanter les vertus de tel produit ou appareil. Et les sujets « lambda » qui les testent sont tout contents de passer à la télévision et de recevoir des produits gracieusement offerts. Et bien évidemment, ils maigriront, puisqu'il y a une carotte à la clef.

À l'égard de ces produits et de ces démarches, les hommes restent plus méfiants. Culturellement, ils n'ont pas l'habitude de ce genre de pratiques quand ils prennent en charge leur physique.

Je suis sûr qu'il existe, malgré tout, un marché pour beaucoup d'entre eux. Plutôt par le biais de la musculation et du culturisme, où l'on prend des « brûle-graisses » *(fat blockers)* et des produits à base de plantes (protéines et draineurs), qui bloqueraient le stockage des graisses. Recommandés par une certaine presse anglo-saxonne, ils sont disponibles essentiellement dans les salles de culturisme. Le risque, si l'on en abuse, est une fatigue rénale, qui peut aller jusqu'à une insuffisance rénale.

17

LA FAUTE AUX HORMONES ?

La ménopause

« Je me suis peut-être trompée de porte, et vous allez sans doute vous moquer de moi. Mais, voilà, je suis ménopausée. J'ai déjà pris trois kilos. Est-ce obligé de grossir à cette période ? Est-ce pour toujours ? »

Cette patiente a cinquante ans, une ménopause qui s'installe, et quelques kilos superflus. Comme beaucoup de femmes de son âge, elle s'excuse presque d'être venue. Elle a honte de consulter « pour si peu », mais l'inquiétude l'emporte. Elle est prête à supporter des règles irrégulières, des bouffées de chaleur, mais grossir, ça non. Elle ajoute d'ailleurs : « Ma mère et ma grand-mère ont beaucoup grossi, après la cinquantaine. Je ne veux pas leur ressembler. Je le sens bien, mon mari ne me regarde plus comme avant. »

On a tellement parlé de la ménopause, de ce nouveau chapitre du livre de la vie. Nouvelle et angoissante, car elle annonce le troisième âge. Et même si les femmes peuvent désormais espérer atteindre le quatrième, elles ont tant de deuils à faire. Il n'est pas évident d'accepter que la fécondité soit dorénavant impossible, que la retraite soit proche, que les enfants soient partis, que les rides deviennent plus marquées. Pour l'une de mes patientes, la découverte de rides sur le pourtour de la bouche a provoqué un véritable « électrochoc ».

Face à de tels bouleversements, il est facile de s'en prendre aux changements physiologiques, et voici la ménopause accusée de tous les maux. Prise de poids, dépression passagère, ou plus profonde, éloignement du conjoint, difficultés au travail. « Je suis moins performante. On commence à me regarder d'un autre œil, à me faire des reproches sur mon poids. Je sens bien ce sous-entendu : "Laissez la place aux jeunes." »

Au moment de la ménopause, la prise de poids est souvent considérée comme « normale » par l'entourage. Avec ses rondeurs, la femme donne l'image de la mère maternante. Celle qui fait de bons petits plats et qui rassure. « C'est normal de grossir, n'est-ce pas, docteur ? C'est l'âge. » « C'est l'âge », la fameuse phrase ! Je demande alors : « Est-ce qu'il y avait du diabète dans votre famille ? — Non, docteur. Seulement la grand-mère, mais c'est normal, elle était âgée. — Eh bien, quand on prend de l'âge, on n'est pas forcément obèse, diabétique, hypertendu, cancéreux et gâteux. Il faut cesser de tout mettre sous le signe de la fatalité. »

Le problème du poids focalise toutes les peurs. Mais c'est la partie immergée de l'iceberg. Derrière l'inquiétude qu'il fait naître, percent d'autres inquiétudes plus fondamentales : la vieillesse, la peur de se retrouver seul(e), un sentiment d'abandon, parce que les parents sont morts, ou que leur disparition est annoncée, la peur de sa propre mort, qui obsède plus ou moins tout le monde.

J'ai cherché à rassurer ma patiente : elle a eu tout à fait raison de venir. Son inquiétude est légitime, ses questions tout à fait pertinentes. Je ne m'offusque pas de sa présence, et surtout je ne la banalise pas. Je vais l'écouter, afin de mieux la comprendre, lui donner une réponse appropriée et l'accompagner dans sa demande.

Première chose : a-t-elle un problème hormonal ? Parce que l'inquiétude de mes patientes est déjà celle-ci : « Est-ce que ce sont les hormones, docteur ? Est-ce que je dois faire un bilan hormonal ? » La réponse est « non », la plupart du temps. Cela ne sert pas à grand-chose. L'examen clinique suffit. Malgré cela, il m'arrive de prescrire un bilan si l'inquiétude est trop forte : il ne faut pas la négliger. Le bilan rassurera la patiente et lui permettra, peut-être, d'économiser... des mois d'anxiolytiques, largement plus coûteux. Quand l'inquiétude est si forte que je ne peux la gérer, je propose de l'adresser à un psychologue.

J'ai cherché à dédramatiser l'inquiétude de ma patiente quant à son poids. Se poser ce type de questions témoigne d'une disponibilité toute neuve. Pour la première fois peut-être, elle a le temps de s'intéresser à son corps. Jusqu'à présent, sa vie professionnelle et familiale la prenait toute. Elle s'oubliait.

Je lui ai dit qu'elle avait raison d'être vigilante, car les problèmes de poids vont peut-être s'accentuer. C'est en effet dans la tranche de soixante à soixante-cinq ans qu'on atteint souvent le poids maximum de sa vie car la masse musculaire baisse avec l'âge. Je ne lui ai pas conseillé de modifier son alimentation. Si elle avait mangé déséquilibré, son problème de poids serait apparu depuis longtemps. Elle aurait fait du « yo-yo » ou serait en surcharge notable.

La ménopause est une période suffisamment difficile. Si on culpabilise les patientes par rapport à l'alimentation, si on leur supprime des aliments et le plaisir de la table, le moral risque d'être plus atteint. C'est comme signifier que, en plus, il y a « faute ». Une femme ménopausée n'est coupable de rien.

En revanche, il est réaliste et cohérent de l'encourager à augmenter son activité physique. C'est primordial. Ma patiente a fini d'élever ses trois enfants. Elle a du temps. Cette activité physique ne passe pas forcément par une inscription dans une salle de gymnastique, très chère, où elle ne mettra jamais les pieds. Elle consiste plutôt à choisir la marche, la piscine... Le maintien de la masse maigre est indispensable, quand on prend de l'âge, afin de maintenir le poids. On privilégie, pour cela, un effort physique d'intensité moyenne, mais prolongé, qui brûlera le plus de lipides. Plusieurs heures après l'effort, on continuera de brûler des acides gras.

Pourquoi, si la situation le permet, ne pas mener cette activité avec son conjoint ? Les hommes, à la cinquantaine, prennent eux aussi du poids. Pourquoi pas aussi des séances de relaxation, de yoga ou d'aquagym, qui apaisent ? La femme doit aller vers une reconquête de son corps. C'est là quelques pistes que je propose.

Autre sujet d'inquiétude : le traitement hormonal substitutif (THS). J'ai remarqué que quantité de femmes le suivent avec réticence. « Il fait grossir », « Il majore le risque de cancer », « Il n'est pas aussi efficace qu'on le dit contre les maladies cardio-vasculaires », « Ma voisine n'a pris aucun traitement. Elle a près de soixante-dix ans. Si vous la voyiez » ! Et le tout à l'avenant.

En plus des interrogations propres à chacune, le « téléphone arabe » marche fort, et souvent faussement. J'entends plein d'idées préconçues, parfois complètement surréalistes. Il me revient d'éclairer des discours trop obscurs.

Le THS permet d'être au même niveau hormonal que lors de la période de gestation. Il combine en effet œstrogènes (qui maintiennent le capital génital féminin) et progestatifs (qui empêchent une hypertrophie de la muqueuse, engendrée par les œstrogènes — ce qui réduit les risques du cancer de l'utérus).

L'inquiétude a grandi, depuis la sortie, l'été 2002, d'une étude américaine particulièrement alarmiste. Elle affirmait, entre autres, que ce traitement augmentait les risques de cancers du sein et de l'utérus, et que les avantages, au niveau de la peau, de l'ostéoporose et du cœur, ne contrebalançaient pas les inconvénients. Fallait-il, dans ce cas, suspendre ce traitement ?

Il faut savoir que le traitement hormonal substitutif américain est différent du traitement français. Aux États-Unis, les hormones utilisées sont d'origine chimique ; en France, elles sont naturelles. On utilise des œstrogènes naturels (17 B estradiol), généralement associés à un progestatif. En plus, les médecins américains ont tendance à taper fort, à surdoser le traitement. Leurs collègues français prescrivent les plus faibles doses possible. Elles sont, semble-t-il, suffisamment efficaces. Tout cela fait que les risques des traitements français et américain ne sont pas les mêmes.

L'enquête américaine contredisait de nombreuses études menées sur le sujet. En outre, on a appris, par la suite, que l'enquête américaine était biaisée : 60 % des 70 000 femmes interrogées étaient en surcharge pondérale, voire en obésité, ou souffraient de troubles du comportement alimentaire ; 30 % avaient déjà un problème de santé lié à leur surpoids. Ce n'était pas une population « normale » de femmes. Les résultats étaient donc biaisés eux aussi. Le surpoids, on l'a vu, provoque, en effet, un hyperœstrogénisme (une production d'hormones femelles excessive). Celui-ci, en stimulant toute la sphère gynécologique, augmente les risques de cancers hormonodépendants : cancers des ovaires, du sein, de l'utérus.

Je rassure mes patientes. Je dépiste les contre-indications du THS (antécédents de phlébite, trombose, cancer du sein, accidents vasculaires cérébraux précoces chez les aïeuls...), mais je leur rappelle tous les bénéfices de ce traitement. L'imprégnation œstrogénique assouplit les muqueuses — ce qui prévient la sécheresse vaginale et améliore la qualité de la peau.

Il y a une forte présomption que le THS prévienne la maladie d'Alzheimer. Cela rassure les femmes inquiètes de cas répertoriés dans leur famille.

Le THS contribue aussi à lutter contre la déminéralisation osseuse (l'ostéoporose), qui vient avec l'âge, ou après de longues périodes d'aménorrhée, ou après de longues années sans produits laitiers, ou après un long traitement à la cortisone... Une femme de quatre-vingts ans qui se casse le col du fémur a 50 % de risques de mourir dans l'année qui suit sa fracture. Elle va se sédentariser : d'où des complications comme des phlébites ou des embolies pulmonaires. Les cancérologues s'inquiètent à ce point de la prévention de l'ostéoporose qu'ils laissent parfois sous traitement hormonal des patientes qui ont eu un cancer du sein. Selon le type de cancer, évidemment, et au cas par cas.

Jusqu'à la ménopause, l'impact des hormones sexuelles protège les femmes des maladies cardio-vasculaires. La femme garde cet avantage, par rapport aux hommes, pendant plusieurs années. La chute du taux d'hormones, au moment de la ménopause, modifie la répartition des graisses. Les graisses migrent surtout vers la région abdominale, même si l'alimentation est restée identique. L'absence de THS renforce cette migration. Cette prise de graisses dans la région abdominale (donc également au niveau viscéral) majore le risque de maladies cardio-vasculaires. On peut prescrire des œstrogènes à dose minime afin d'éviter cette migration de graisses vers le ventre.

Certaines de mes patientes refusent le THS. Pour celles qui sont dotées d'une peau de belle qualité, d'un bon capital osseux, qui n'ont pas de problème pondéral particulier, et chez qui la ménopause s'est bien passée, libre à elles. Les progestatifs sont inutiles après une hystérectomie (ablation de l'utérus), tout risque de cancer de l'utérus étant alors écarté.

L'essentiel, avec le THS, est que la femme trouve son confort. Il faut donc ajuster les quantités, et cela passe par un dialogue entre patiente et gynécologue. Un surdosage en œstrogènes peut entraîner une prise de poids par rétention d'eau, augmentation de l'appétit et augmentation de la fabrication de graisse. Un trop faible dosage, des bouffées de chaleur. La nature du progestatif associé importe également. Il existe des progestatifs proches de la progestérone naturelle (à dose adéquate, il n'y a pas de prise de poids).

Il n'existe que deux voies d'absorption des hormones : au niveau digestif (les comprimés) et au niveau cutané (patchs deux fois par semaine et gels tous les jours). Les femmes qui utilisent les gels et les patchs doivent de toute façon ajouter des comprimés de progestatif afin d'éviter les risques de cancers utérins. Le patch est un progrès. Prendre des comprimés chaque jour est souvent vécu comme une contrainte. Le futur amènera certainement d'autres progrès. On peut penser que le traitement hormonal substitutif va suivre les avancées pharmacologiques.

18

LEÏLA
ET LA CHIRURGIE PLASTIQUE

L'obsession de la balance

La trentaine, et sans problème de poids apparent, à la voir dans la salle d'attente. Leïla est très bronzée — grâce aux UV, je l'apprendrai par la suite.

Une fois dans mon bureau, je lui pose ma question habituelle :

« Qu'est-ce qui vous amène ?

— Vous ne le voyez pas ?

— Non.

— J'ai pris douze kilos. »

Je lui demande qui l'envoie.

« Une de mes amies, qui est votre patiente. Nous déjeunons tous les jours ensemble.

— D'où vient votre famille ?

— D'Oran, en Algérie. Mais pourquoi cette question ? »

Je lui dis que mes conseils varient avec l'origine géographique des patients. Je ne tiens pas le même discours à un Asiatique, un Antillais, une Africaine, une Nordique, une Méditerranéenne... Je tiens compte de leur morphologie et de leur culture nutritionnelle.

« Comment sont les femmes de votre famille ?

— Plutôt larges de hanches. Comme moi. Comme souvent les femmes du pourtour de la Méditerranée. »

Effectivement, lors de l'examen clinique, je constaterai que Leïla est fine du torse, mais que son bassin est large et ses jambes infiltrées de graisse.

« Vous vous pesez souvent ?

— Plusieurs fois par jour. La bascule m'obsède. Dès que j'avale quelque chose, je monte sur la balance. Ma mère m'a transmis cette obsession. Elle m'a toujours poussée à faire des régimes en même temps qu'elle. Pour le premier, j'avais treize ans. Elle a tout essayé : le régime Weight Watchers, mais surtout des régimes dissociés.

— Quel a été votre dernier régime ?

— Il y a cinq mois, un médecin m'a mise sous diète protéinée. Quand je voyais mon amie commander une entrée, un plat et un dessert, j'en étais jalouse. J'avais l'impression qu'elle ne se privait pas et je trouvais ça anormal. Je pensais qu'elle ne maigrirait jamais. Nous avons toutes les deux perdu dix-huit kilos, moi en quatre mois et elle en un an et demi. La différence, c'est qu'elle a stabilisé son poids, tandis que, moi, j'ai repris douze kilos. »

Leïla n'est pas en surcharge de poids, son indice de masse corporelle est normal, mais sa demande est légitime. Elle a raison de vouloir perdre les kilos que son régime aberrant lui a fait reprendre. Et surtout, depuis, elle se lève plusieurs fois la nuit pour manger de façon compulsive. C'est *the night eating syndrom* (« se lever la nuit pour aller manger »). Une fois, elle a essayé de se faire vomir, mais sans succès. C'était trop « dégoûtant ».

Je l'interroge sur son compagnon. C'est aussi l'une de mes habitudes que d'interroger les patients sur leur conjoint. Cela m'aide à connaître leur mode de vie. Que fait-il : cuisinier, VRP avec un emploi du temps impossible, chômeur sans horaires, enseignant ?... Toutes sortes de profils se dégagent. Le morphotype du compagnon m'intéresse aussi.

« Il est très mince. Il fait très attention à son alimentation et il est très sportif. »

Sous-entendu : « L'attention qu'il a pour lui est une pression sur moi. »

La pression ne s'exerce pas forcément de façon directe. Le simple fait d'être vigilant sur son physique et de glisser de temps en temps une petite remarque du style : « Tiens, j'ai pris un peu de gras, il faut que je fasse attention » peut sous-entendre : « Toi aussi, tu devrais faire attention ».

Faire le deuil d'un poids surréaliste

Lors de la deuxième consultation, j'ai mesuré la composition corporelle de Leïla (la proportion d'eau, de masse musculaire et de masse grasse). Cet élément, ajouté à la mesure de sa taille et à son indice de masse corporelle, m'a permis d'ajuster au mieux le poids vers lequel Leïla peut raisonnablement tendre. Elle devra faire le deuil d'un poids surréaliste. Leïla a suivi trop de régimes, et sa morphologie limite ses espoirs ; personne n'est obèse dans sa famille, mais plusieurs sont en surcharge. Leïla en est consciente ; elle me demande un régime différent du sien, qui est « trop dur, inhumain et, en plus, inefficace ». Je rectifie : « Non, pas un régime, une rééducation alimentaire, ou plutôt une éducation alimentaire. Vous semblez n'avoir jamais fait de tentative sérieuse. »

Une alimentation équilibrée la fera maigrir de plusieurs kilos, mais ne réglera pas le problème de ses membres inférieurs. Je l'oriente d'emblée vers un chirurgien plasticien. Je ne vois pas comment résoudre sa disgrâce locale autrement que par une lipo-aspiration, qui apportera une réponse définitive et aidera Leïla à mieux gérer son poids.

La lipo-aspiration

Je comprends tout à fait les *desiderata* d'un nombre croissant de femmes qui se tournent vers la chirurgie plastique. Encore faut-il qu'elle soit pratiquée à bon escient.

Elle agit sur la fermeté des chairs et élimine des zones dis-gracieuses, une culotte de cheval trop marquée ou une hypertrophie mammaire. La lipo-aspiration est le moyen le plus fiable pour corriger la silhouette, à condition que le poids soit stabilisé et que tout trouble alimentaire sous-jacent ait disparu. Mieux vaut être opéré(e) jeune — avant la trentaine et avant une grossesse —, quand la peau a un grand pouvoir de récupération. Avec l'âge, la peau perd de son élasticité, la graisse s'installe plus profondément. Les résultats sont moins évidents.

La chirurgie plastique pour des motifs esthétiques est applicable dès la majorité. Il m'arrive d'adresser de toutes jeunes filles à un chirurgien plasticien. Pas pour qu'elles se fassent opérer aussitôt, elles sont trop jeunes et leur croissance n'est pas terminée. Mais pour que, à la fin de la croissance et à leur majorité, la décision leur appartienne et qu'elles ne se livrent pas à des régimes insensés.

Je ne pousse pas au nomadisme médical, mais il me paraît légitime de prendre deux ou trois avis, afin de comparer les propositions et les manières de faire. N'allez pas voir n'importe qui, n'importe où. On connaît le scandale des cliniques esthétiques. Elles se multiplient comme des petits pains, mais toutes ne sont pas sérieuses, et ceux qui y officient ne sont pas tous chirurgiens. Choisissez des éta-blissements qui ont pignon sur rue, allez-y sur recommandation. Le bouche à oreille est la meilleure des garanties.

La consultation est remboursée par la Sécurité sociale. Si les chirurgiens consultés sont d'accord sur le principe d'une lipo-aspiration, cela en vaut certainement la peine. Si leurs avis diffèrent, ne vous lancez pas dans l'aventure. Votre démarche doit être volontaire et critique. Avant toute intervention esthétique, rassemblez le maximum d'informations. Actuellement, on observe une augmentation des procès à l'américaine. Pour lutter contre cette dérive, il faut vraiment qu'il y ait une entente entre vos souhaits et les limites du chirurgien.

Je ne cesse d'entendre des histoires incroyables. Une de mes patientes m'a raconté qu'un psychiatre, se faisant passer pour nutritionniste, lui a proposé de régler son problème de culotte de cheval par une lipo-aspiration « de qualité »...

Où ? Dans sa cuisine ! J'ai réussi à obtenir le témoignage écrit de ma patiente et j'ai porté plainte auprès du Conseil de l'ordre des médecins, qui n'a pas donné suite. Ce psychiatre exerce donc toujours.

Un « amaigrisseur » (médecin) a « vacciné » une autre de mes patientes contre sa propre graisse. L'intervention consistait à prélever de la graisse abdominale et à la réinjecter dans les zones disgracieuses, prétextant un effet « vaccin ». Cette patiente travaille au contrôle médical de la Sécurité sociale, elle a donc de réelles notions de médecine qui auraient dû lui permettre de critiquer cet acte médical. Obnubilée par son problème de poids, elle a tout oublié de ses connaissances scientifiques. Elle allait sagement voir son amaigrisseur une fois par semaine, à cent euros la consultation. Après plusieurs plaintes, ce « médecin » a été radié du Conseil de l'ordre des médecins. Il est parti aux États-Unis, puis est revenu à Paris, d'où il a envoyé un mailing à ses ex-patients, précisant qu'il œuvrait de nouveau... sous un nom différent, donc sans plaque et sans conventionnement. Le pouvoir judiciaire et le pouvoir médical sanctionnent trop rarement de tels charlatans.

La lipo-aspiration, comme toute chirurgie esthétique, n'est pas remboursée par la Sécurité sociale. Elle coûte cher : mais peut-être vaut-il mieux un sacrifice financier au départ que de dépenser des sommes folles pour des crèmes inefficaces, donc décourageantes ? Il est rare que les chirurgiens plasticiens demandent à être payés intégralement, d'un coup.

La préoccupation majeure, chez une personne en surcharge pondérale, et sans ressources, n'est pas d'aller voir un médecin, encore moins un chirurgien. Pour ses enfants, peut-être. Si elle vient pour elle-même, ce sera beaucoup plus tard, avec l'apparition de l'obésité. Sa priorité est de nourrir sa famille. Pour elle, consulter est de l'argent gâché.

La nutrition semble encore une médecine de confort. Elle n'est toujours pas entrée dans les mœurs comme une médecine de prévention, comme une médecine à part entière.

19

LE BOOM
DE LA GASTROPLASTIE

Un anneau magique ?

La gastroplastie consiste à placer un anneau en silicone au niveau du tiers supérieur de l'estomac. Une poche artificielle de petite taille est ainsi créée au-dessus de l'anneau. Celui-ci étant ajustable, on peut à volonté le gonfler ou le dégonfler, en injectant, ou en retirant, du sérum physiologique, par l'intermédiaire d'une tubulure reliée à un petit boîtier placé sous la peau, généralement au niveau du flanc gauche. L'intervention est rapide, de quarante-cinq minutes environ, lorsqu'elle est pratiquée par cœlioscopie. On fait cinq petites incisions au niveau de l'abdomen, pour passer les différents appareils : fibroscopes, etc. Le risque opératoire est alors relativement limité, et l'estomac est indemne. En revanche, l'opération est dangereuse si l'on fait une incision verticale, de plusieurs centimètres (laparotomie). Je n'ai jamais vu une telle cicatrice se refermer sans complications chez un patient en obésité massive. Elle s'infecte toujours, et les éventrations sont fréquentes. De surcroît, opérer un obèse est risqué, à cause des complications éventuelles (phlébites et embolies pulmonaires...) qui, de plus, augmentent avec la durée de l'intervention.

Les patients opérés sont obligés de mâcher et de manger lentement. Ils absorbent l'équivalent de quelques cuillerées à soupe, puis, saturés, attendent un certain temps pour continuer leur repas. Manger trop, ou trop vite, provoque nausées et vomissements. Quand les autres en sont au dessert, ils en sont toujours à l'entrée. Leurs nouvelles habitudes ne sont pas conviviales, les candidats à la gastroplastie doivent en être avertis. Avec le temps, le volume alimentaire diminue notablement, en raison du changement de comportement alimentaire, de la réduction de la taille de l'estomac et du niveau de satiété.

Les patients ont des pertes de poids qu'ils n'auraient jamais obtenues de façon classique, avec ou sans médicaments. Ils passent de l'obésité à la surcharge de poids, voire à la normalité. Certains perdent jusqu'à 60 % de leur excès de poids. Un de mes patients est passé de deux cent vingt à quatre-vingts kilos. Leur existence en est transformée. Ils redécouvrent une vie « normale », retrouvent une aisance oubliée depuis des années. Certains recourent à la chirurgie plastique pour une véritable reconstruction de leur corps. Je dirais même : une reconquête.

La gastroplastie est réservée aux obèses massifs, dont l'indice de masse corporelle est supérieur à 40, ainsi qu'aux obèses dont l'indice de masse corporelle est compris entre 35 et 40, mais qui souffrent de complications graves : hypertension, troubles du cholestérol, diabète, problèmes rhumatologiques, orthopédiques, ou autres. Certains de mes patients, furieux de se heurter à ces limites (réalistes), étaient prêts à se laisser grossir pour accéder à cette chirurgie !

La gastroplastie renvoie à un imaginaire, la possibilité de maigrir de façon extraordinaire. Il faut être préparé très sérieusement à ce qui peut être une renaissance. Cela veut dire déjà : un suivi nutritionnel sérieux, régulier, au préalable, d'une durée minimale d'un an. Le médecin traitant s'assure, entre autres, que le patient ne souffre pas d'apnées du sommeil, ou qu'il est appareillé, qu'il a une situation médicale stable (pas d'infarctus récent, pas de diabète déséquilibré, pas de pathologie cancéreuse en cours, qu'il est à distance d'une autre chirurgie...). Un psychiatre doit donner son aval. Sont exclus les patients aux antécédents psychiatriques lourds (maladies psychiatriques, antécédents dépressifs avec tentative de suicide, alcoolisme, toxicomanie, etc.).

Ces précautions sont indispensables, car la gastroplastie augmente les tendances suicidaires. Comme je l'ai dit, l'obèse ne se regarde plus dans une glace. La gastroplastie lui offre la possibilité de se regarder de nouveau, de se redécouvrir, et il faut être solide pour découvrir sa nouvelle silhouette. Certains patients ne se reconnaissent pas et en sont gravement perturbés. Certains ne supportent pas de perdre une partie de leur identité.

Maigrir de plusieurs dizaines de kilos engendre, parfois, une terrible souffrance, d'autant que la pression de l'entourage est parfois énorme (« Tu étais mieux avant », « Tu as trop changé ! », « Tu dois faire un cancer »). C'est pourquoi on prévoit aussi un suivi psychiatrique, pendant un an minimum après l'opération.

Cela élimine les patients versatiles, ceux qui ont déjà épuisé plusieurs nutritionnistes, ou ceux qui sont formellement opposés à tout suivi nutritionnel et psychologique. La prudence exige le respect de toutes les étapes préliminaires et postérieures. Après l'opération, des prises de sang régulières vérifient l'équilibre de l'alimentation : dosages de l'albumine, la ferritine (la réserve de fer), la glycémie à jeun, la NFS (numération formule sanguine), les phosphatases alcalines, les vitamines B 1 et B 12, l'acide folique, la calcémie, l'ionogramme sanguin. Or, beaucoup de patients opérés disparaissent dans la nature. C'est le cas de 50 % de mes patients qui ont subi une gastroplastie. Ils ont l'impression que, une fois l'anneau installé et la perte de poids engagée, leur surpoids est définitivement réglé. C'est un vrai problème.

L'un de mes patients est passé de deux cent quarante kilos à cent soixante, grâce à une gastroplastie. La première fois que je l'ai vu, il avait peine à avancer avec ses deux cannes. Il était d'ailleurs venu en ambulance. Avec quatre-vingts kilos en moins, ses paramètres s'étaient remis au vert : plus de diabète ni d'hypertension. Les médecins lui ont alors annoncé qu'il serait moins régulièrement hospitalisé. Sa réaction a été violente. Il a vécu cette décision comme une défaillance des médecins : ceux-ci le « laissaient tomber ». Et il a commencé à reprendre du poids. Le poids avait été sa façon d'attirer l'attention et même d'obtenir des subsides financiers. Il avait monté une association de gros. La télévision l'avait sollicité plusieurs fois, des gens le reconnaissaient dans la rue. Plus mince, il a été oublié par les chaînes de télévision. Un nouvel abandon ! Alors, il a disparu dans la nature. Il n'est donc plus suivi pour son anneau. Celui-ci n'ayant pas été gonflé régulièrement, il peut petit à petit se desserrer, et le patient a sans doute adapté son comportement alimentaire à cette nouvelle situation. Il a appris comment faire pour manger plus : des repas fractionnés, des aliments hypercaloriques, gras et sucrés (glaces, mousses, entremets, boissons sucrées, voire alcoolisées), étalés dans la journée, peut-être la nuit. Un jour ou l'autre, il ira certainement consulter un autre médecin, en nouvelle position d'échec avec ses deux cent quarante kilos.

Avec la gastroplastie, on mange peu, mais il est possible d'absorber sucre, alcool et graisses. Une patiente d'un de mes collègues ne maigrissait pas. En l'interrogeant plus avant, ce collègue s'est rendu compte que des déviances alimentaires étaient apparues depuis la pose de l'anneau. La patiente buvait un whisky tous les soirs, mangeait des crèmes glacées et des yaourts hyperénergétiques. L'anneau n'agissant que sur les solides, elle avait contourné le problème en privilégiant une alimentation liquide ou semi-liquide.

L'ex-obèse, ou celui (celle) qui l'est encore, mais qui a perdu du poids de façon conséquente, doit avoir une activité physique plus soutenue encore que celle qu'il (elle) avait avant de commencer à grossir. Plus soutenue aussi que celle d'un(e) non-obèse. Si on ne l'a pas préparé(e) à augmenter son activité physique, au fur et à mesure de la perte de poids, il (elle) va grossir insidieusement. Il faut lui rappeler qu'il (elle) doit quotidiennement faire de la marche à pied, éviter les ascenseurs, etc. Avoir retrouvé une aisance rend la chose plus facile.

La gastroplastie est en pleine expansion dans notre pays, depuis une dizaine d'années, mais surtout depuis cinq ans. Dix mille gastroplasties ont été pratiquées, en France, en 2001. Le double, en 2002. La pose de l'anneau correspond à une demande « magique ». Certaines personnes la considèrent comme l'ultime moyen de perdre du poids. Le chirurgien, qui arrive à faire maigrir autant et si vite, n'est-il pas forcément meilleur que le nutritionniste, qui, lui, avance sûrement mais lentement ? Le bouche à oreille va vite. Le phénomène de mimétisme intervient. Une voisine a perdu du poids de façon spectaculaire ? « Puisqu'elle l'a fait, pourquoi pas moi ? » Si la personne obèse se heurte à un ou plusieurs refus, elle cherche un chirurgien qui acceptera d'intervenir. Elle finit toujours par en trouver un pas raisonnable, qui oubliera les contre-indications, qui oubliera toute prudence.

La gastroplastie attire beaucoup de monde, comme un leurre, un nouveau leurre. Le seul critère d'efficacité retenu par les patients et par beaucoup de médecins est la perte de poids. On devrait également tenir compte de l'amélioration des maladies associées (complications) et des critères de qualité de vie, rarement abordés. La tenue d'échelles de qualité de vie, régulièrement remises à jour, est indispensable.

Des chirurgiens, notamment les chirurgiens digestifs, se sont précipités sur cette nouvelle pratique opératoire, source de nouveaux clients, et donc de nouveaux revenus. Certains sont tout à fait à même de pratiquer des gastroplasties, ils ont la formation adéquate et de l'expérience. Mais d'autres, non. Un chirurgien qui fait une gastroplastie entre un genou, une vésicule biliaire, en passant par un cancer du côlon est à éviter. On ne peut pas être bon en tout. Il faut avoir l'habitude de cet acte chirurgical et l'habitude de l'obèse. L'obèse est un patient particulier. Une fois endormi, il devient une masse difficile à gérer. Un de mes collègues chirurgiens perd trois kilos par intervention. C'est une opération physique pour lui. Les établissements pratiquant la gastroplastie doivent, en plus, avoir l'habitude de gérer les obèses, avec des tables opératoires faites pour supporter jusqu'à deux cent cinquante kilos, lits larges, brancards adaptés, douches équipées, etc.

Depuis le printemps 2002, toute gastroplastie est soumise à une entente préalable auprès de la Sécurité sociale. Heureusement ! Des chirurgiens opéraient des patients qui ne relevaient pas de cette intervention, parce qu'ils n'étaient qu'en obésité légère. Il est certain qu'il est plus facile d'intervenir sur un patient de quatre-vingt-dix kilos, que sur un patient de deux cent quarante. Des chirurgiens opéraient sans s'assurer qu'un suivi effectif en nutrition et en psychologie avait eu lieu et serait maintenu, laissant les clients dans la nature, en électrons libres. Des patients se sont retrouvés avec d'énormes balafres. Il y a même eu des morts.

On ne connaît pas l'effet au long cours de la gastroplastie, par manque d'un recul suffisant. Dix ans, c'est peu pour dresser un bilan. Mais on a déjà quelques résultats. Une étude, la *Sweedish Obesity Study,* a permis de constater que l'anneau n'est efficace que douze à dix-huit mois. La ghréline (l'hormone qui stimule l'envie de manger) diminue notablement (environ 77 %) chez les patients opérés par gastroplastie, avec dérivation gastro-intestinale (intervention essentiellement pratiquée aux États-Unis) — ce qui permettrait d'expliquer, en partie, le maintien de la perte de poids induite après un amaigrissement notable. Ensuite, le cerveau semble s'adapter à la nouvelle situation et l'on constate une reprise de poids très modérée, avec la même alimentation. L'anneau est conçu pour être gardé à vie. Des femmes ont même entamé une grossesse en le faisant desserrer. Il arrive que des patientes (ce sont les femmes qui, jusqu'à présent, se sont fait opérer en majorité), acceptant cette intervention, reçoivent le feu vert, puis se font retirer l'anneau. *A posteriori*, elles le refusent psychologiquement. Un de mes patients en faisait des cauchemars. Il rêvait qu'il sortait de son corps pour aller vider le réfrigérateur. L'anneau lui étant devenu intolérable, il a lui aussi demandé son retrait.

La gastroplastie respecte la physiologie et elle est réversible. Ce sont là deux atouts. Il y a, néanmoins, des risques de migration de l'anneau à l'intérieur de l'estomac, et des problèmes de tolérance peuvent apparaître à long terme.

La gastroplastie ne règle pas tout, des patients en sont amers. « Grâce à la gastroplastie, j'ai perdu cinquante kilos, mais mes angoisses sont toujours là. Elles sont même exacerbées et je n'ai même plus le plaisir de remplissage que j'avais avant. Vous me l'avez retiré. » Une preuve de plus de la nécessité des suivis psychologiques et nutritionnels, afin d'éviter ces situations.

On peut s'inquiéter de l'engouement pour cette technique qui risque d'échapper aux spécialistes raisonnables.

Il y a une précipitation à opérer tous azimuts. D'autres interventions sont — malheureusement — en pleine expansion. Le *by-pass*, une invention américaine, consiste à court-circuiter l'estomac aux trois quarts. Les aliments tombent directement de la partie supérieure de l'estomac dans l'intestin. Tous les aliments absorbés n'ayant pas le temps d'être assimilés, le patient a des diarrhées permanentes. Le résultat est une malnutrition, un déficit en protéines et en vitamines. Cette intervention, très lourde, est aux antipodes de la rééducation alimentaire que je tente d'obtenir de la part de mes patients. Elle supprime tout plaisir alimentaire, toute envie de manger. Elle me semble à proscrire absolument, sauf en cas de cancer de l'estomac.

Les Américains sont également experts dans la gastroplastie verticale calibrée. Cette intervention, dite « de Mason », consiste à agrafer une partie de l'estomac. Celle-ci est directement reliée à une anse intestinale. Les trois quarts de l'estomac sont, là aussi, court-circuités. Les aliments sont mal absorbés. Cette intervention, très lourde également, va, comme la précédente, à l'encontre de la physiologie humaine.

Pourquoi ne pas carrément couper l'estomac ? Pourquoi ne pas procéder à la ligature des mâchoires et faire avaler des nutriments à l'aide d'une paille ? Je pose la question, mais le plus terrible, c'est que cela se pratique aussi... Notre époque est dans cette déviance-là. Le *by-pass*, réalisé jusqu'à présent en Amérique, arrive en France.

Quatrième partie

RECETTES « MINCEUR »

ENTRÉES

Asperges sauce mousseline

75 calories par personne

Pour 4 personnes

250 g d'asperges cuites
150 g de fromage blanc 0 à 20 % de MG
2 jaunes d'œufs durs
1 blanc d'œuf monté en neige
4 cornichons hachés
Ciboulette et persil hachés
1 cuillerée à soupe de moutarde
Sel, poivre

Égouttez bien les asperges et disposez-les sur le plat de service.

Décorez de persil haché et conservez au frais.

Préparez la sauce mousseline : mélangez le fromage blanc avec les jaunes d'œufs durs.

Ajoutez sel, poivre, moutarde, ciboulette et cornichons hachés.

Incorporez délicatement le blanc d'œuf monté en neige ferme.

Maintenez au frais.

Servez les asperges et la sauce à part.

Carottes râpées à l'orange

65 calories par personne

Pour 4 personnes

320 g de carottes (poids net)
250 ml de jus d'orange frais
Sel, poivre

Épluchez et râpez les carottes très finement.

Salez et poivrez très légèrement.

Arrosez-les du jus d'orange et conservez-les au frais une journée. Prenez soin de les remuer de temps en temps.

Les carottes ainsi préparées la veille seront bien moelleuses et bien imprégnées de jus d'orange.

Chou-fleur aux pommes

70 calories par personne

Pour 4 personnes

300 g de chou-fleur
1 pomme
150 g de fromage blanc 0 à 20 % de MG
Persil haché
Moutarde
1 pointe de couteau de curry en poudre
Sel, poivre

Coupez le chou-fleur cru en bouquets de très petite taille.

Mélangez le fromage blanc avec le persil haché, la moutarde et le curry. Salez, poivrez.

Dressez les petits bouquets de chou-fleur dans le plat de service. Nappez de la sauce et conservez au frais.

Juste avant de servir, épluchez et râpez la pomme, ajoutez-la sur la sauce et autour des bouquets de façon décorative.

Salade de tomates au roquefort

80 calories par personne

Pour 4 personnes

250 g de tomates fraîches
1 yaourt ordinaire
50 g de roquefort
Quelques feuilles de laitue
Persil haché
Sel, poivre

Lavez et coupez les tomates en rondelles.
Lavez et égouttez les feuilles de salade, découpez-les en lanières et déposez-les sur le plat de service.
Mélangez à la fourchette le yaourt et le roquefort.
Ajoutez le persil haché, le sel et le poivre.
Disposez les rondelles de tomates sur le lit de laitue.
Nappez de la sauce au roquefort et décorez de persil haché.
Servez frais.

Coquilles Saint-Jacques gratinées

95 calories par personne

Pour 4 personnes

250 g d'un mélange de coquilles Saint-Jacques, crevettes et moules décortiquées
Jus de citron
100 g de champignons émincés
1/2 litre de bouillon de légumes
10 g de Maïzena
20 g de lait écrémé en poudre
Noix de muscade râpée
20 g de gruyère râpé
Sel, poivre

Retirez la noix et le corail des coquilles. Nettoyez-les et arrosez de jus de citron.

Faites cuire les champignons sur feu doux et à couvert.

Préparez la sauce : mélangez le bouillon avec le lait écrémé. Délayez peu à peu la Maïzena. Faites épaissir sur feu doux. Ajoutez sel, poivre, noix de muscade râpée et la moitié du gruyère râpé.

Dans une terrine, mélangez les fruits de mer avec les champignons.

Répartissez le mélange dans les 4 coquilles et nappez de sauce.

Saupoudrez du reste de gruyère râpé.

Mettez à four chaud 15 à 20 minutes. Finissez la cuisson au gratin pour donner une belle couleur dorée.

Frisée à la truite fumée

150 calories par personne

Pour 4 personnes

1 petite frisée
150 g de truite fumée
4 petites olives noires
Le jus de 1/2 citron
Aneth
4 cuillerées à café d'huile de noix
Sel, poivre

Épluchez et lavez la salade. Détaillez-la en lanières.

Coupez les tranches de truite fumée en gros carrés réguliers. Dans le plat de service, déposez-les sur le lit de frisée.

Décorez avec 4 petites olives noires dénoyautées et quelques branches d'aneth.

Préparez la vinaigrette avec l'huile, le jus de citron, le sel et le poivre. Arrosez le poisson de cette sauce juste au moment de servir.

Pamplemousse cocktail

160 calories par personne

Pour 4 personnes

200 g de crevettes décortiquées ou de miettes de crabe au naturel
2 petits pamplemousses
200 g de fromage blanc 0 à 20 % de MG
4 cuillerées à café de ketchup « light »
2 jaunes d'œufs
4 cuillerées à café de moutarde
2 cuillerées à café de jus de citron
4 feuilles de menthe fraîche
Sel, poivre

Coupez les pamplemousses en 2 et détachez délicatement la chair. Détaillez-la en petits cubes.

Préparez la sauce en mélangeant fromage blanc, ketchup, jaunes d'œufs, moutarde et jus de citron. Salez, poivrez.

Ajoutez à cette sauce les crevettes décortiquées (ou miettes de crabe) et les cubes de pamplemousse.

Garnissez les demi-pamplemousses évidés de cette préparation et décorez de feuilles de menthe fraîche.

Pâté de crevettes

90 calories par personne

Pour 4 personnes

300 g de crevettes décortiquées
150 g de fromage blanc 0 à 20 % de MG
4 cuillerées à soupe de purée de tomates
4 cuillerées à café de jus de citron
Curry en poudre
Cresson

Hachez les crevettes.

Mélangez-les avec le fromage blanc, la purée de tomates, le jus de citron et le curry. Donnez à cette préparation une forme de pâté et disposez-le sur un lit de cresson.

Maintenez au frais au moins 30 minutes avant de servir.

PLATS

Bouillabaisse

380 calories par personne (plat complet)

Pour 4 personnes

1 kg de poissons d'au moins 4 variétés (rascasse, lotte, congre, rouget, vive, grondin, loup, merlan, saint-pierre)
2 oignons
1 blanc de poireau
2 à 3 gousses d'ail
3 tomates
1 petit piment sec
1 à 2 branches de fenouil
1 feuille de laurier
2 brins de sarriette
2 g de safran
Persil
1 ficelle de pain
Sel, poivre

Pour la rouille :
2 jaunes d'œufs durs
1 cuillerée à soupe de moutarde

200 g de fromage blanc 0 à 20 % de MG
1 gousse d'ail pressée
1 petite dose de safran
1 pointe de couteau de harissa
Sel

Écaillez, videz et lavez les poissons.
Laissez les petits entiers, coupez les gros en tronçons. Réservez les morceaux les plus beaux.
Dans une grande marmite à fond épais, versez les oignons et le blanc de poireau émincés, l'ail écrasé et les tomates coupées en quartiers. Faites cuire quelques instants sans cesser de remuer. Ajoutez les morceaux de poissons les moins beaux. Recouvrez d'eau bouillante. Ajoutez sel, piment sec, fenouil, laurier, sarriette, safran, persil. Laissez bouillir pendant environ 1 heure.
Passez le bouillon au tamis. Pressez fortement les poissons afin que les sucs de leur chair passent dans le bouillon. Versez à nouveau ce bouillon dans la marmite. Complétez d'eau et rectifiez l'assaisonnement. Portez à ébullition. Ajoutez les beaux poissons en commençant par les plus fermes (lotte, congre). Laissez cuire environ 20 minutes.

Pour la rouille :
Mélangez les jaunes d'œufs durs avec la moutarde. Ajoutez le fromage blanc battu, la gousse d'ail pressée, la petite dose de safran et la pointe de couteau de harissa. Salez et poivrez légèrement.

Coupez le pain en fines rondelles. Faites-les légèrement dorer au grille-pain.
Présentez séparément les poissons, le bouillon, la rouille et les croûtons chauds.

Lasagnes au thon

260 calories par personne

Pour 4 personnes

1/2 tasse d'oignons coupés en rondelles
1 gousse d'ail écrasée
2 tasses de tomates concassées, fraîches ou en boîte

1 cuillerée à soupe de concentré de tomate sans sel ajouté
2 cuillerées à soupe de persil haché
Poivre moulu
425 g de thon au naturel sans sel ajouté
500 ml de lait écrémé
2 œufs battus
2 cuillerées à soupe de farine
1 pincée de muscat
12 feuilles de lasagnes prêtes à cuire
1 cuillerée à soupe de parmesan râpé
1/2 tasse de gruyère maigre râpé
1/2 cuillerée à café de paprika

Mélangez les oignons, l'ail, les tomates concassées, le concentré de tomate et le persil haché avec du poivre et incorporez progressivement le thon.

Délayez ensemble le lait et la farine. Faites épaissir à feu doux. Incorporez les œufs battus et le muscat.

Beurrez un plat à gratin.

Plongez les lasagnes dans l'eau chaude et tapissez le fond du plat avec quatre feuilles de lasagnes.

Découvrez avec la moitié de la préparation au thon.

Répétez l'opération en terminant par des feuilles de lasagnes. Ajoutez la sauce.

Parsemez des fromages râpés et du paprika mélangés. Faites cuire au four (thermostat 4, 180 °C).

Pain de cabillaud

200 calories par personne

Pour 4 personnes

600 g de filets de cabillaud
2 œufs
40 g de pain de mie
1 verre de lait écrémé
2 gousses d'ail pilées
1 sachet de court-bouillon déshydraté
Estragon, persil et ciboulette hachés
Sel, poivre

Faites cuire les filets de poisson au court-bouillon.

Émiettez à la fourchette.

Mélangez avec les œufs battus, le pain de mie trempé dans le lait tiède, les fines herbes hachées et l'ail pilé. Salez, poivrez.

Versez dans un moule à revêtement anti-adhésif très légèrement graissé. Faites cuire au bain-marie à four modéré 35 à 40 minutes.

Servez chaud.

Escalopes de poulet au citron

220 calories par personne

Pour 4 personnes

4 escalopes de poulet
200 ml de jus de citron
2 échalotes
4 cuillerées à soupe d'eau
2 cuillerées à soupe de fromage blanc 0 à 20 % de MG
100 g de champignons de Paris émincés
Sel, poivre

Faites mariner les escalopes de poulet dans le jus de citron pendant 2 heures environ.

Égouttez-les et faites-les dorer dans une poêle à revêtement anti-adhésif sans ajouter de matière grasse (si besoin, ajoutez un fond de bouillon). Ajoutez les échalotes émincées, salez et poivrez.

Laissez cuire doucement en retournant de temps en temps les escalopes. Une fois les escalopes bien cuites, ôtez-les de la poêle.

À la place, ajoutez le jus de citron, l'eau, le fromage blanc et les champignons.

Faites bouillir, puis remettez les escalopes dans la sauce.

Couvrez et laissez mijoter encore 5 minutes.

Poulet aux pruneaux et aux amandes

255 calories par personne

Pour 4 personnes

1/2 tasse de pruneaux dénoyautés
2 cuillerées à soupe d'amandes
125 ml de xérès sec
60 ml de jus d'orange
1 cuillerée à café de zeste d'orange finement râpé
1 cuillerée à café de cannelle en poudre
600 g de cuisses de poulet désossées
Poivre noir fraîchement moulu
1 cuillerée à soupe de coriandre fraîche hachée
Riz

Mettre les pruneaux, les amandes, le xérès, le jus d'orange, la cannelle, le zeste d'orange dans une casserole et portez à ébullition.
Émincez le poulet et ajoutez-le dans la casserole en poivrant.
Couvrez et laissez mijoter 20 minutes. Parsemez de coriandre.
Servez avec du riz.

Poulet basquaise

270 calories par personne (plat complet)

Pour 4 personnes

1 petit poulet
4 tomates
1 poivron vert
1 poivron jaune
1 cuillerée à soupe de concentré de tomate
6 gousses d'ail
1 verre de bouillon de légumes
100 g d'oignon
Sel, poivre

Videz et découpez le poulet en morceaux.

Dans une cocotte à fond épais et très légèrement huilé, faites dorer les morceaux et réservez-les.

Émondez et coupez les tomates en quartiers.

Épépinez et coupez les poivrons en petites lamelles.

Pelez et pilez l'ail.

Pelez et coupez l'oignon en rondelles.

Versez tous ces ingrédients dans la cocotte, salez et poivrez et faites cuire à feu doux pendant 15 minutes environ.

Ajoutez les morceaux de poulet et le concentré de tomate.

Mouillez avec le bouillon de légumes, couvrez et laissez mijoter sur feu doux 45 à 50 minutes en remuant de temps en temps.

Poulet aux épices

240 calories par personne (plat complet)

Pour 4 personnes

1 petit poulet
2 pincées de cumin
1 pincée d'anis
1 pincée de fenouil sec
Jus de citron
1 kg de champignons de Paris
1 bouquet de persil
Sel, poivre

Mélangez et réduisez les épices en miettes.

Assaisonnez le poulet de sel, de poivre et de ces épices.

Faites-le cuire à four chaud.

Découpez-le en morceaux et réservez-le.

Lavez les champignons et coupez-les en quartiers.

Faites-les cuire à couvert pendant 10 minutes avec 1 dl d'eau et le jus de citron.

En fin de cuisson, ajoutez une pincée d'épices ayant servi à l'assaisonnement du poulet.

Disposez les morceaux de poulet dans le plat de service.

Entourez-les des champignons et décorez de persil.

Brochettes de bœuf provençales

220 calories par personne

Pour 4 personnes

400 g de filet de bœuf
4 tomates
1 poivron vert
1 poivron jaune
1 oignon
8 feuilles de sauge
4 cuillerées à café d'ail haché
Persil ciselé
Sel, poivre

Coupez la viande en cubes. Lavez et détaillez les poivrons en carrés. Préparez les brochettes en alternant viande, poivron et feuille de sauge.
Pelez et émincez finement l'oignon. Faites-le blanchir environ 5 minutes dans une poêle anti-adhésive.
Lavez et coupez les tomates en deux. Parsemez les faces coupées d'ail et de persil. Salez et poivrez.
Ajoutez ces moitiés de tomates dans la poêle et laissez cuire à feu doux 5 minutes.
Ajoutez les brochettes, montez le feu et faites saisir environ 3 minutes.
Servez bien chaud.

Steaks de bœuf au cumin

260 calories par personne

Pour 4 personnes

400 g de steak haché de 5 à 10 % de MG
4 petites courgettes
2 poivrons rouges
2 oignons
4 cuillerées à café de grains de cumin
Sel, poivre

Pelez et hachez finement les oignons. Mettez-les dans un saladier avec de la viande et le cumin. Salez et poivrez.

Mélangez pour homogénéiser. Reconstituez 4 steaks.

Lavez et coupez les courgettes en rondelles. Lavez et détaillez les poivrons en lanières.

Dans une poêle anti-adhésive, faites revenir 10 minutes les légumes sans ajout de matière grasse (au besoin, ajoutez un fond de bouillon).

Ajoutez les 4 steaks et faites-les revenir à feu vif en les retournant souvent.

Éteignez le feu, couvrez la poêle et laissez reposer 5 minutes avant de servir.

Escalopes de veau aux épinards

220 calories par personne (plat complet)

Pour 4 personnes

4 escalopes de veau
1 kg d'épinards frais
1/2 verre de bouillon de viande dégraissé
1 verre de vin blanc
4 cuillerées de persil haché
4 échalotes hachées
1 citron
Ail haché
Sel, poivre

Dans une poêle à revêtement anti-adhésif très légèrement huilée, faites dorer les escalopes.

Salez, poivrez, mouillez avec le vin blanc et le bouillon.

Laissez cuire à couvert 10 minutes environ.

Ajoutez les échalotes et le persil hachés.

Arrosez d'un filet de citron et poursuivez la cuisson quelques minutes encore.

Lavez et épluchez les épinards.

Faites-les cuire à la vapeur avec un peu d'ail haché.

Disposez les escalopes sur le plat de service avec les épinards autour.

Décorez de persil et de fines rondelles de citron.

Fricassée de veau

250 calories par personne (plat complet)

Pour 4 personnes

500 g de noix de veau bien dégraissée (ou épaule)
4 courgettes
4 tomates
1 oignon
Basilic
Sel, poivre

Pelez et hachez l'oignon.
Faites-le fondre dans une cocotte sans ajouter de matière grasse (si besoin, versez un fond de bouillon).
Coupez le veau en gros cubes puis faites-les dorer dans la cocotte sur toutes leurs faces.
Coupez les tomates en quartiers et les courgettes en bâtonnets.
Ajoutez-les dans la cocotte.
Salez et poivrez.
Parfumez avec du basilic et laissez cuire à l'étouffée pendant 15 minutes environ.
Remuez de temps en temps.
Finissez la cuisson à découvert pendant encore 15 minutes.

Veau au citron en cocotte

190 calories par personne

Pour 4 personnes

400 g de veau (noix ou épaule)
200 g d'oignons
4 citrons
Quelques rondelles de carottes
Bouquet garni (thym, laurier, persil)
Sel, poivre

Dans une cocotte à fond très légèrement huilé, faites dorer les morceaux de veau à feu vif (si besoin, ajoutez un peu d'eau ou de bouillon de légumes).

Tout en surveillant la cuisson, pelez les oignons et découpez-les en fines lamelles.

À l'aide d'un couteau économe, prélevez le zeste de 2 citrons, découpez-le en fins bâtonnets et faites blanchir 1 minute à l'eau bouillante. Passez sous un filet d'eau froide et égouttez.

Quand les morceaux de veau sont bien colorés, ajoutez les lamelles d'oignons, les rondelles de carottes, les zestes de citrons blanchis ainsi que 1/4 de litre d'eau bouillante, le jus des 2 citrons zestés et le bouquet garni.

Salez, poivrez et couvrez la cocotte.

Laissez mijoter à petit feu pendant 1 heure environ.

20 minutes avant la fin de cuisson, ajoutez les 2 citrons restants coupés en fines tranches.

Servez très chaud.

DESSERTS

Compote de fruits rouges à la menthe

75 calories par personne

Pour 4 personnes

400 g de fraises
400 g de framboises
Alcool de menthe
Aspartam en poudre
4 feuilles de menthe fraîche

Réservez 2 belles petites fraises et 2 framboises.
Mixez le reste avec l'alcool de menthe (quelques gouttes) et l'aspartam.
Mettez au frais durant 1 heure.
Répartissez la compote obtenue dans 4 coupes individuelles. Décorez chacune d'entre elles d'une petite fraise coupée en 4 ou d'une framboise et d'une feuille de menthe. Servez aussitôt.

Mousse à l'orange

70 calories par personne

Pour 4 personnes

*Le jus de 2 oranges
2 cuillerées à café de zestes d'orange
200 g de fromage blanc 0 à 20 % de MG
2 blancs d'œufs
Aspartam en poudre
4 feuilles de menthe fraîche*

Dans une terrine, mélangez le jus d'orange avec les zestes, le fromage blanc et l'aspartam.

Incorporez délicatement les blancs d'œufs battus en neige ferme.

Versez la préparation obtenue dans 4 ramequins individuels.

Décorez de feuilles de menthe fraîche.

Servez aussitôt.

Mousse de poire glacée

85 calories par personne

Pour 4 personnes

*4 petites poires
Le jus de 1 citron
2 feuilles de gélatine
2 cuillerées à soupe d'eau chaude
2 blancs d'œufs
Aspartam en poudre*

Pelez et épépinez les poires. Coupez-les en tranches et déposez-les dans une casserole avec le jus de citron, l'aspartam et un peu d'eau. Faites cuire environ 15 minutes.

Passez les feuilles de gélatine sous l'eau froide, puis délayez-les dans les 2 cuillerées à soupe d'eau chaude.

Mixez les poires avec leur jus de cuisson. Ajoutez la gélatine et mixez de nouveau quelques secondes à petite vitesse.

Battez les blancs d'œufs en neige ferme. Incorporez-les délicatement à la purée de poires. Répartissez dans

4 coupes individuelles et faites prendre au moins 1 heure dans le freezer ou dans le congélateur.

Mousse de pomme au coulis de framboise

80 calories par personne

Pour 4 personnes

4 blancs d'œufs
4 pommes reinettes
100 g de framboises fraîches ou surgelées non sucrées
Jus de citron
Aspartam en poudre
1 cuillerée à café de vanille liquide

Épluchez et coupez les pommes en tranches. Faites-les cuire à couvert avec un peu d'eau. Finissez la cuisson à découvert afin d'évaporer tout le liquide. Ajoutez de l'aspartam et quelques gouttes de jus de citron.
Battez les blancs d'œufs en neige ferme. Incorporez-les délicatement à la compote de pommes. Versez cette préparation dans un moule à revêtement anti-adhésif. Faites cuire au bain-marie à four moyen pendant 1 heure environ. Piquez pour vérifier la cuisson.
Mixez les framboises avec un 1/2 verre d'eau, la vanille, quelques gouttes de jus de citron et un peu d'aspartam.
Démoulez la purée de pommes sur le plat de service et nappez du coulis de framboise.

Sorbet à l'ananas

75 calories par personne

Pour 4 personnes

600 g d'ananas frais
Aspartam en poudre

Découpez la chair d'ananas en dés.
Passez-la au mixeur et ajoutez l'édulcorant.
Versez la purée obtenue dans un bac à glaçons et faites prendre au moins 3 heures au congélateur.

Remuez énergiquement tous les quarts d'heure de façon à obtenir une mousse à la fois solide et légère.
Remplissez 4 coupes individuelles de sorbet.
Conservez au congélateur.
Mettez ces coupes au réfrigérateur 1/4 d'heure avant de servir.

Sorbet aux fraises

65 calories par personne

Pour 4 personnes

600 g de fraises
Quelques gouttes de jus de citron
2 blancs d'œufs
Aspartam en poudre
1 feuille de menthe fraîche

Lavez, équeutez et mixez les fraises avec l'aspartam.
Ajoutez le jus de citron.
Montez les blancs d'œufs en neige très ferme.
Incorporez-les délicatement à la purée de fruits.
Versez dans une sorbetière et laissez épaissir le mélange.
Versez le sorbet dans 4 coupes individuelles.
Décorez de la feuille de menthe fraîche et servez aussitôt.

Sorbet aux framboises

45 calories par personne

Pour 4 personnes

400 g de framboises
Le jus de 1 citron
15 glaçons
1 blanc d'œuf
Aspartam en poudre

Lavez et égouttez les framboises.
Mixez-les avec le jus de citron et l'aspartam.
Passez la purée obtenue au chinois.
Mixez de nouveau avec les glaçons.

Puis versez dans un saladier et incorporez délicatement le blanc d'œuf battu en neige ferme.

Faites prendre au freezer pendant 1 heure environ.

Sorbet à la mangue

80 calories par personne

Pour 4 personnes

300 g de mangues très mûres
100 g de lait 1/2 écrémé concentré non sucré
2 cuillerées à café de jus de citron
1/2 cuillerée à café d'extrait de vanille
Aspartam en poudre
4 rondelles de citron

Pelez, dénoyautez et coupez les mangues en petits morceaux. Mixez-les avec le lait, l'aspartam, le jus de citron et la vanille, de façon à obtenir un mélange mousseux.

Versez dans le bac à glaçons et laissez prendre environ 2 heures dans le freezer.

Répartissez le sorbet obtenu dans 4 verres à pied.

Décorez d'une rondelle de citron posée à cheval sur le rebord du verre.

Servez aussitôt.

Tarte sablée aux fraises

190 calories par personne

Pour 4 personnes

500 g de fraises
3 cuillerées à soupe d'amandes effilées
1 tasse de farine complète avec levure incorporée
1/3 de tasse de Maïzena
1/2 tasse de vergeoise brune
1 œuf battu
1 cuillerée à café de zeste de citron finement râpé
1 tasse de yaourt maigre
1 cuillerée à soupe de cognac

Beurrez un moule à tarte (anti-adhésif) de 20 cm de diamètre. Poudrez le fond des 3 cuillerées à soupe d'amandes.
Mélangez tous les ingrédients, sauf le cognac et les fraises.
Versez le tout sur les amandes.
Faites cuire 25 minutes au four (thermostat 5, 190 °C).
Pendant ce temps, émincez les fraises.
Arrosez de cognac.
Servez avec la tarte coupée en parts.

Cinquième partie
MENUS « DOUCEUR »

Aujourd'hui, en semaine, on se presse souvent pour déjeuner. Beaucoup de salariés ne bénéficient pas de cantines ou de restaurants d'entreprise et, en ville, entre deux courses, on s'accorde au plus une petite pause pour manger sur le pouce. Ou bien l'on cherche des solutions alternatives aux sempiternels menus de brasserie française. Salons de thé, cuisine exotique... les femmes en sont souvent friandes, persuadées, à tort ou à raison, qu'ils offrent des formules plus légères, plus adaptées.

Alors qu'en est-il ? Peut-on déguster sans retenue des tartines de tarama, de beaux nems frits ou la tarte salée du jour et sa salade ?

On le sait maintenant : pour maigrir, il faut manger. Mais toute cette « world cuisine » conviendra-t-elle pour contrôler son apport énergétique ?

Le Dr Cocaul en fait la démonstration et livre des exemples de repas, entre 600 et 700 calories environ, aux saveurs gourmandes et exotiques.

Alors, régalez-vous où vos envies vous mènent. Et surtout ne culpabilisez pas !

Bon appétit !

Menu à l'italienne

Pour l'entrée, il faut choisir des crudités : de la salade de roquette ou des tomates-mozzarella, par exemple.

Il faut les demander sans sauce et assaisonner soi-même avec une cuillerée à café d'huile et du vinaigre à volonté.

Le plat principal doit être riche en protéines. Il faut éviter les viandes panées. Le mieux est de choisir un osso buco.

Les pâtes doivent servir d'accompagnement, et non de plat unique, car elles ne contiennent pas de protéines. Pour leur assaisonnement, mieux vaut juste une noisette de beurre. À la maison, on prévoira une sauce à part : crème fraîche 8 % ou 15 % de MG. Et attention à ne pas ajouter de parmesan !!! Les pâtes nature sont préférables au risotto.

Le carpaccio n'est pas recommandé, qu'il soit de poisson ou de viande, car il est trop assaisonné en huile.

Il n'est pas facile de choisir le dessert. Essayez de privilégier les fromages blancs ou bien prenez une tarte fine aux pommes. Le tiramisu, en revanche, fait partie des extras que vous ne pouvez vous permettre qu'occasionnellement.

Menu à la japonaise

C'est l'idéal !!!

Le menu typique composé d'une soupe, d'une salade de chou, de sushis ou de sashimis est parfait pour garder votre ligne.

On peut remplacer, si on veut, le poisson cru par du saumon grillé.

Les formules de brochettes — de viandes ou de poissons — accompagnées de riz blanc sont aussi très bien.

Vous serez calé(e) pour l'après-midi tout en ayant consommé peu de calories.

De plus, cela vous laisse la possibilité de boire un verre de vin ou de saké.

Ce bon repas, accompagné d'un délicieux thé japonais, vous permet d'éviter de prendre un dessert.

De manière générale, les restaurants asiatiques offrent de nombreuses possibilités.

Les bo-bun (sans nems), les entrées à la vapeur, les soupes de type miso, qui contiennent des protéines, ou soupes à base de bouillon sont tout à fait recommandés.

Pour le dessert, on choisira des litchis, une salade de fruits, de temps en temps un sorbet ou un nougat chinois.

Menu à la grecque

Les entrées grecques sont particulièrement arrosées d'huile d'olive qui, si elle est diététique, n'en est pas moins calorique. On évitera les beignets de légumes (très gras), les purées de pois chiches (grasses), le tarama. Pour le tatsiki, à base de concombre et de yaourt, tout dépend de la préparation, plus ou moins additionnée de crème.

On peut choisir le caviar d'aubergine, les feuilles de vigne farcies ou les calamars, et la sàlade grecque (tomates, concombre, féta).

En plat, privilégiez le poisson accompagné de légumes. Les brochettes de viandes grillées peuvent convenir, mais mieux vaut que ce ne soit ni mouton ni agneau. Les boulettes de viande sont à éviter, le taux calorique étant très variable d'un restaurant à l'autre.

Si les plats sont servis avec du yaourt, on choisira une salade d'agrumes (et on aura évité le tatsiki en entrée). Sinon, un dessert à base de fruits ou de fromage blanc — salade d'orange ou fromage blanc... au miel, par exemple — sera parfait.

Menu à la marocaine

En entrée, choisissez des crudités.

En plat, un bon tagine de poulet ou de bœuf au citron ou aux pruneaux, ou encore un couscous au poulet ou aux brochettes de bœuf satisfera les meilleurs appétits, en apportant la quantité nécessaire de protéines et tout en étant pauvre en matières grasses.

On peut se resservir à volonté des légumes, mais on ne prend qu'une seule fois de la semoule (3 à 4 cuillerées à soupe).

Le dessert devra rester léger : salade d'agrumes ou une boule de sorbet.

Menus à l'anglaise

Le brunch du dimanche
Vous pouvez commencer par deux tranches de saumon fumé accompagnées de toasts ; mieux vaut ne pas prendre de blinis. Mais évitez tout de même de les tartiner de beurre.
Poursuivez ensuite avec des œufs brouillés, cuisinés avec du bacon si vous n'avez pas pris de saumon. Mais cette préparation riche sera réservée au dimanche.
Vous pouvez prendre du pain en quantité modérée, ainsi que du fromage. Mais, dans ce dernier cas, vous éviterez le beurre.
Pour finir sur une petite note sucrée, choisissez plutôt une tarte maison aux fruits ou, encore mieux, un fromage blanc au coulis de fruits rouges.
En boisson, privilégiez thé et café, avec édulcorant. Les jus de fruits conviennent, maison ou en bouteille, car ils sont sans sucre ajouté, contrairement aux boissons *à base* de jus de fruits qui contiennent plus de sucre.

Le goûter
Privilégiez bien sûr une tarte aux fruits à un gâteau fourré nappé de crème anglaise.
Si vous appréciez tout particulièrement les viennoiseries, mieux vaut choisir un croissant ordinaire. Croissants au beurre et pains au chocolat doivent être considérés comme des extras, à ne s'offrir qu'exceptionnellement.
Pour amortir ces petits plaisirs, vous dînerez plus légèrement. Des crudités assaisonnées avec un jus de citron et une viande maigre ou un poisson grillé servis avec des légumes cuits à la vapeur seront parfaits. Vous éliminerez le fromage, à l'exception du fromage blanc, et vous choisirez un fruit ou une salade de fruits en dessert.

CONCLUSION

Vous l'avez remarqué, à aucun moment dans ce livre je ne mentionne de formule toute faite, avec « le régime Cocaul ». Je ne vous ai pas proposé un nouveau « meilleur des régimes », ou autres balivernes.

Non, je glorifie l'épicurien, le jouisseur de la chère, le plaisir alimentaire.

Je tente de déculpabiliser, de ne pas stigmatiser le fautif, de lui enlever le poids de son éducation judéo-chrétienne qui lui dit qu'il a fauté, et doit donc se repentir.

Je prône le retour à un minimum d'activité physique quotidienne, seule à même de nous empêcher de dériver.

Je rappelle que nous sommes des consommateurs adultes (la vache folle est passée par là) et que, de ce fait, nous sommes en droit d'exiger de l'industrie agroalimentaire une plus grande lisibilité des étiquettes nutritionnelles figurant sur les paquets, ainsi qu'une plus grande éthique quant aux publicités prônant des vertus pseudo-nutritionnelles.

Je rappelle que les hommes politiques sont les élus du peuple et qu'ils doivent adapter la ville aux citoyens, et non pas l'inverse.

Je précise que l'éducation nutritionnelle commence à l'école, certes, mais surtout au sein de la cellule familiale (manger seul tue le sens même du repas). L'histoire de l'humanité s'est construite autour des repas, des banquets. L'homme s'est créé son identité par son manger, il se socialise par son manger et perpétue ses traditions par le manger et le boire. Manger est l'acte fondateur de l'homme. Tout régime qui exclut, qui écarte, qui stigmatise, qui affame est contre nature, antisocial, donc anti-humain.

Je vous propose de continuer à être humain, avec nos faiblesses certes, nos imperfections, nos difficultés à accepter un poids un peu à la hausse. Je vous propose d'accepter de vieillir sereinement, humainement.

Je vous propose de ne pas édifier le poids en règle morale : il y a de la place pour un juste milieu.

Je vous propose de ne pas sombrer dans un laxisme excessif, qui serait de vous laisser grossir avec les risques du trop-plein, mais également de ne pas se laisser happer par l'idéal de minceur revendiqué par une certaine mode. Je parle de certains grands couturiers qui ont érigé la maigreur en critère de beauté et dénient, ainsi, tout droit aux formes, tout droit à la femme, la vraie femme.

Oui, je remercie Fellini, Yves Saint-Laurent et tous ceux qui aiment les formes.

Nous mangeons plus de 90 000 fois dans notre vie. Allons-nous faire 90 000 régimes ? Nous mangeons durant des milliers d'heures, au cours de notre vie. Autant faire en sorte que ce soit convivial.

Alors à vous d'agir !

Table des matières

Troisième partie

CONSEILS PRATIQUES, IDÉES FAUSSES

Quatrième partie

RECETTES « MINCEUR »

Cinquième partie

MENUS « DOUCEUR »

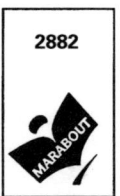

2882

IMPRIMÉ EN FRANCE PAR BRODARD ET TAUPIN
22449 - La Flèche (Sarthe), le 20-02-2004.

pour le compte des
Nouvelles Éditions Marabout
D.L. n° 41679 – mars 2004
ISBN : 2-501-04157-7
40-0771-2/01